D1701792

Homöopathie in der HNO-Heilkunde
Karl-Heinz Friese

Homöopathie in der HNO-Heilkunde

Karl-Heinz Friese

Mit tabellarischer Übersicht bewährter Indikationen

 Hippokrates Verlag Stuttgart

Die Deutsche Bibliothek – CIP-Einheitsaufnahme

Friese, Karl-Heinz:
Homöopathie in der HNO-Heilkunde : mit tabellarischer
Übersicht bewährter Indikationen / Karl-Heinz Friese. –
Stuttgart : Hippokrates-Verl., 1991
  ISBN 3-7773-1033-6

Anschrift des Verfassers:

Dr. med. Karl-Heinz Friese
Marktplatz 3
7252 Weil der Stadt

Wichtiger Hinweis

Wie jede Wissenschaft ist die Medizin ständigen Entwicklungen unterworfen. Forschung
und klinische Erfahrung erweitern unsere Erkenntnisse, insbesondere was Behandlung
und medikamentöse Therapie anbelangt. Soweit in diesem Werk eine Dosierung oder
eine Applikation erwähnt wird, darf der Leser zwar darauf vertrauen, daß Autoren, Her-
ausgeber und Verlag große Sorgfalt darauf verwandt haben, daß diese Angabe dem Wis-
senstand bei Fertigstellung des Werkes entspricht.
Für Angaben über Dosierungsanweisungen und Applikationsformen kann vom Verlag
jedoch keine Gewähr übernommen werden. Jeder Benutzer ist angehalten, durch sorg-
fältige Prüfung der Beipackzettel der verwendeten Präparate und gegebenenfalls nach
Konsultation eines Spezialisten, festzustellen, ob die dort gegebene Empfehlung für Do-
sierungen oder die Beachtung von Kontraindikationen gegenüber der Angabe in diesem
Buch abweicht. Eine solche Prüfung ist besonders wichtig bei selten verwendeten Präpa-
raten oder solchen, die neu auf den Markt gebracht worden sind. Jede Dosierung oder
Applikation erfolgt auf eigene Gefahr des Benutzers. Autoren und Verlag appellieren an
jeden Benutzer, ihm etwa auffallende Ungenauigkeiten dem Verlag mitzuteilen.
Geschützte Warennamen (Warenzeichen) werden nicht besonders kenntlich gemacht.
Aus dem Fehlen eines solchen Hinweises kann also nicht geschlossen werden, daß es sich
um einen freien Warennamen handele.

ISBN 3-7773-1033-6

© Hippokrates Verlag GmbH, Stuttgart 1991

Printed in Germany 1991
Satz und Druck: Druckerei Sommer GmbH, 8805 Feuchtwangen
Grundschrift: 10/10,5 Pkt. Times, System: Linotype

Inhaltsverzeichnis

Krankheitsbilder

Vorwort

Dieses Buch wurde primär für Hals-Nasen-Ohrenärzte geschrieben. Die Hals-Nasen-Ohrenheilkunde ist geradezu ein ideales Gebiet, um in die Homöopathie einzusteigen. Dies hängt damit zusammen, daß das Fachgebiet nicht übermäßig groß und dadurch übersichtlich ist, daß ein Großteil der Organe relativ einfach untersucht werden kann und diese der Diagnostik gut zugänglich sind; außerdem gibt es viele akute Erkrankungen, an denen innerhalb sehr kurzer Zeit die Wirkung eines homöopathischen Mittels beobachtet und kontrolliert werden kann.

Gleichzeitig ist dieses Buch natürlich auch für praktische Ärzte, Allgemeinmediziner und Internisten sowie Kinderärzte geschrieben, die alle sehr häufig mit Krankheiten des hals-nasen-ohrenärztlichen Fachgebiets zu tun haben.

Außerdem wurde versucht, das Buch so verständlich zu schreiben, daß auch der interessierte Laie einiges für sich selbst verwenden kann, wobei selbstverständlich bei der Selbstmedikation sehr vorsichtig vorgegangen werden muß.

Das Buch beginnt mit einem allgemeinen Teil zur Einführung in die Homöopathie. In der Homöopathie erfahrenere Ärzte können dieses Kapitel sicherlich überspringen. Daran schließt sich in knapper Form eine Arzneimittellehre an, um die wichtigsten Arzneimittel, die bei den Krankheiten erwähnt werden, in aller Kürze gut nachschlagen zu können. Im Anschluß werden die einzelnen Krankheitsbilder in der Hals-Nasen-Ohrenheilkunde nach Organen abgehandelt.

Um erfolgreich die Homöopathie in der Hals-Nasen-Ohrenheilkunde anzuwenden, reicht dieses Buch allein sicher nicht aus, eine gründlichere Fortbildung ist unbedingt zu fordern. Sehr viele niedergelassene HNO-Ärzte sind ständig frustriert, weil sie innerlich fühlen, daß ihre Therapieform nicht die richtige ist. Mangels Alternativen bleiben sie alle dabei. Die Beschäftigung mit der Homöopathie kann in jedem Fall die übliche Frustration beseitigen.

Dennoch wird dieses Buch sicher zahlreiche Kritiker finden.

Zunächst einmal sind hier die klassischen Hals-Nasen-Ohrenärzte, die meinen, mit ihrer Behandlungsmethode alles mehr oder weniger in den Griff zu bekommen. Sie werden einzelne der genannten Ratschläge zu gefährlich und verantwortungslos halten. Hierzu ist zu sagen, daß ich alle Ratschläge in diesem Buch persönlich erprobt habe und in der täglichen Praxis anwende und daß damit noch kein Patient ernsthaft gefährdet wurde. Ich kann mir auch nicht vorstellen, daß es einem HNO-Arzt gelingt, mich sachlich zu widerlegen. Erfahrungsgemäß wird aber die Homöopathie von der offiziellen Hals-Nasen-Ohrenheilkunde mehr oder weniger totgeschwiegen bzw. ohne Kenntnis derselben abgelehnt, weil jeder Klinikchef fürchtet, daß er sich beim öffentlichen Bekenntnis zur Homöopathie lächerlich macht. Leider mangelt es hier sehr häufig an Zivilcourage.

Eine andere Kritikrichtung wird von den homöopathischen Ärzten kommen, insbesondere von jenen, welche die sogenannten bewährten Indikationen ablehnen. Natürlich sind viele in diesem Buch abgehandelten Krankheitsbilder auch klassisch-homöopathisch nach ausführlicher Repertorisation zu behandeln. Es stellt sich allerdings immer wieder die Frage, wieviele Patienten so behandelt werden können, da der Zeitaufwand doch beträchtlich ist. In einer großen Facharztpraxis kann nicht jeder Patient repertorisiert werden. Ich sehe auch keinen Gegensatz zwischen der »klassischen« Homöopathie und den bewährten Indikationen. Je nach Krankheitsbild hilft mal besser die eine, mal die andere Methode. Wenn zum Beispiel am Beginn der Heuschnupfenzeit vierzig Patienten am Tag mit den gleichen Beschwerden erscheinen und für jeden Patienten eine Stunde gerechnet wird, scheitert die Behandlung schon am Zeitproblem. Hier bliebe den streng behandelnden klassischen Homöopathen keine andere Wahl, als die Patienten abzuweisen. Dies führt aber praktisch immer zu einer unterdrückenden allopathischen Behandlung. In diesem Fall gehe ich doch davon aus, daß eine homöopathische Behandlung nach bewährten Indikationen wesentlich besser ist.

Nicht zuletzt werden sich auch Frau Professor *Oepen* und Professor *Prokop* mit diesem Buch negativ auseinandersetzen. Wie üblich, wird deren Kritik aber wenig konstruktiv sein.

Ansonsten bin ich für jede konstruktive Kritik dankbar und bitte um reichlich Zuschriften.

Zur Ergänzung gibt es zahlreiche andere homöopathische Lehrbücher, die Sie am Schluß des Buches in einem kleinen Auswahl-Literaturkapitel finden können.

Weil der Stadt, im September 1991

Karl-Heinz Friese

Allgemeines

Einführung in die Homöopathie

Hahnemann

Die Homöopathie wurde 1796 von *Samuel Hahnemann* (1755–1843) gegründet. Sein Leitspruch war »Similia similibus curentur«, d.h. Ähnliches soll mit Ähnlichem geheilt werden. Er kam auf dieses Prinzip durch den berühmten Versuch mit der Chinarinde *(2)*, die damals als Heilmittel bei Malariafieber angewandt wurde.

Er stellte fest, daß durch die Chinarinde malariaähnliche Symptome beim Gesunden ausgelöst werden. Dieses Prinzip wurde von ihm mit vielen anderen Stoffen ausprobiert und so entwickelte er daraus die erste Arzneimittellehre. Seine Erfahrungen veröffentlichte er im »Organon«, der »Bibel« der Homöopathen, dort erteilte er bezüglich der Homöopathie exakte konkrete Anweisungen. *Hahnemann* hatte bereits viele Schüler, die die homöopathische Lehre allgemein verbreiteten.

Arten von homöopathischen Arzneien

Man unterscheidet nach der Herkunft in fünf Arten homöopathischer Arzneimittel: pflanzlich, tierisch, Mineralien, Säuren, Nosoden.

Ein großer Teil der homöopathischen Arzneien entstammt dem Pflanzenreich. Die Wirkung der Pflanzengifte und pflanzlichen Arzneimittel war schon sehr lange bekannt, so daß von diesem alten Erfahrungsschatz ausgegangen werden konnte. Andere Arzneien stammen vom Tierreich ab, wobei ganze Tiere als Ausgangsprodukt verwendet werden (z.B. Apis mellifica, die Honigbiene) oder Teile von Tieren (Apisinum, das Bienengift). Weiterhin gibt es homöopathische Arzneien aus Mineralien bzw. manche sind Salze.

Hierbei läßt sich oft eine exakte chemische Formel festlegen, z.B. Kalium bichromicum = $K_2Cr_2O_7$.

Verwandt mit den mineralischen Stoffen sind die Säuren, wie die Salpetersäure (z.B. Acidum nitricum).

Von *Hahnemann* wurden bereits Nosoden als Arzneien eingeführt. Zunächst wurden die Nosoden aus Krankheitsprodukten gewonnen, z.B. wurde tuberkulöser Eiter homöopathisch potenziert zur Gewinnung von Tuberkulinum, ähnlich wurde syphilitischer Eiter zu Luesinum verarbeitet. Inzwischen gibt es Nosoden von praktisch jeder Krankheit, z.B. die Mumpsnosode. Außerdem wurden in der neueren Zeit auch die sogenannten Organnosoden (z.B. Pankreasnosode) eingeführt; es ist auch möglich, Nosoden von allopathischen Arzneimitteln (z.B. Penicillinnosode, Cortisonnosode) oder von Pflanzenschutzmitteln (z.B. Lindannosode) zu gewinnen. Die letzteren Nosoden haben allerdings mit der Homöopathie nach *Hahnemann* recht wenig zu tun. Sie wurden insbesondere bei der Anwendung der Elektroakupunktur nach *Voll* eingeführt. Im Gegensatz zur Therapie mit Homöopathika (=ähnlich) wird hier oft mit Isopathika (=gleich) behandelt, z.B. Mumps mit der Mumpsnosode.

Prinzip der Potenzierung C, D, LM

Erhältlich sind bei uns die sogenannten D-Potenzen, C-Potenzen und LM-Potenzen. Bei der Herstellung der D-Potenzen wird immer ein Teil des Ausgangsstoffs mit neun Teilen Trägersubstanz vermischt und geschüttelt, das Schütteln wird Potenzierung genannt. Im ersten Vorgang erhält man so die D1, dann wird der gleiche Vorgang mit einem Zehntel der D1 und 9 Zehnteln der Trägersubstanz wiederholt, so daß die D2 erhalten wird usw.

Bei den C-Potenzen wird immer ein Teil der Ausgangssubstanz mit 99 Teilen einer Trägersubstanz verwendet, bei den LM-Potenzen wird ein Teil mit 49 999 Teilen einer Trägersubstanz potenziert.

In Deutschland sind allgemein eher die D-Potenzen üblich, in Frankreich eher die C-Potenzen. Zwischen der Wirkungsweise gibt es keine grundsätzlichen Unterschiede. Nur die C-Potenzen sollen etwas weicher wirken als die D-Potenzen. Die LM-Potenzen haben den Vorteil, daß sie als Hochpotenzen (meist fängt man erst mit der LM VI an) relativ rasch wirken, daß aber die Wirkungsdauer nicht übermäßig lange anhält, so daß sich Erstverschlimmerungen in Grenzen halten.

Lieferbar sind die homöopathischen Medikamente als Ampullen, Globuli, Tabletten, Dilutionen und Triturationen. Aus technischen Gründen ist die Ausgangssubstanz bei Globuli um den Faktor 1:100 niedriger konzentriert.

Bei der Therapie fängt man in der Regel mit tiefen Potenzen an und steigert dann, z.B. Calcium bromatum D3, dann D4, D6, D12 und D30. Umgekehrt sollte man nicht vorgehen, da eine Hochpotenz durch eine gleichnamige Tiefpotenz antagonisiert werden kann. Verschiedene Potenzen der gleichen Arznei zur gleichen Zeit sind mehr oder weniger sinnlos, obwohl solche Medikamente im Handel sind, z.B. die Potenzakkorde der Firma Heel.

Wirkungsweise

Von *Hahnemann* wurde theoretisch postuliert, daß Ähnliches mit Ähnlichem zu heilen sei. Dies Postulat als solches ist nicht zu beweisen, es wird aber täglich beobachtet, daß es funktioniert. Hat ein Patient z.B. eine blas-

se Schwellung, bei der Kühlung gut tut und Wärme schadet, als »ob eine Biene gestochen hätte«, wird z.B. Apis = die Honigbiene verabreicht. Ist ein Patient sehr schwach, hat trockene Haut, ist sehr blaß und hat nächtliche Schlafstörungen, als ob er mit Arsen vergiftet worden wäre, kann z.B. Arsenicum album das Mittel der Wahl sein.

Ein anderes Wirkungsprinzip resultiert aus der Miasmentheorie.

Hierbei wird postuliert, daß wir alle von unseren Vorfahren gewisse »Erbkrankheiten« mitbekommen haben. Ein großes Miasma ist die Krätzekrankheit, in der Homöopathie auch als Psora bezeichnet. Ein weiteres großes Miasma ist die Gonorrhö, in der Homöopathie auch als Sykose bekannt. Die dritte miasmatische chronische Krankheit ist die Lues. In vielen Krankheiten finden sich diese Miasmen wieder, zum Teil alle drei Miasmen, zum Teil aber auch nur eines. So ist z.B. die akute Angina dem luesinischen Miasma zuzuordnen, da es auch eine luetische Angina gibt. Die praktischen Folgerungen der Miasmen sind allerdings eher gering, sie sind höchstens ein kleiner Baustein zum Finden der Arznei. Die Familienanamnese führt in diesem Fall praktisch nie weiter, da derartige Erkrankungen naturgemäß nicht berichtet werden bzw. oft nicht bekannt sind.

Arten von Homöopathie

Die sogenannte Klassische Homöopathie

Um diesen Begriff gibt es immer wieder Streit, da sehr viele Homöopathen von sich behaupten, sie arbeiteten klassisch, während sie dies den anderen Kollegen nicht zubilligen. Der Begriff ist sicherlich nicht eindeutig zu beschreiben. Gekennzeichnet ist die klassische Homöopathie aber dadurch, daß jeweils nur ein Mittel in einem be-

stimmten Zeitraum zur Behandlung eines Patienten eingesetzt wird. Das Mittel wird meistens durch Repertorisation gefunden, was einen relativ großen Zeitaufwand bedeutet. Dabei muß anhand der Symptome und Modalitäten in einem Repertorium *(17)* festgelegt werden, welche Arznei dem Patienten bzw. seiner Krankheit am nächsten kommt. Im allgemeinen werden von der klassischen Homöopathie Hochpotenzen (D30, D200, C1000, C10 000) verwendet, obwohl dies nicht unbedingt die Voraussetzung ist.
Hahnemann selbst hat meist nur die C30 als höchste Potenz verwendet. Der Vorteil der klassischen Homöopathie ist eine relativ große Heilungswahrscheinlichkeit, vor allem bei chronischen Erkrankungen. Der Nachteil ist ein sehr großer Zeitaufwand für den Arzt und den Patienten, die Anamneseerhebung und anschließende Repertorisation kann bis zu 8 Stunden dauern. Daher ist die Methode sicher nicht als Routineverfahren geeignet, ist aber bei vielen vor allem chronischen Krankheiten eine sehr wertvolle Hilfe.

Wiener Schule – Bewährte Indikation

Diese Methode wurde im wesentlichen von *Mathias Dorcsi* entwickelt *(9)*. *Dorcsi* lehrt, wie bei exakt definierten Krankheiten ganz bestimmte homöopathische Arzneien gezielt eingesetzt werden können. Die Methode steht der Schulmedizin näher als die klassische Homöopathie, wobei die Lokalsymptome häufig entscheidend sind, die Allgemeinsymptome treten hierbei eher etwas in den Hintergrund. Auch bei der bewährten Indikation ist im Regelfall nur eine homöopathische Arznei zu einem Zeitpunkt erlaubt, wobei speziell *Dorcsi* häufig eine Hochpotenz zwischendurch gibt und langfristig mit einer Tiefpotenz behandelt. Bei wenigen definierten Krankheitsbildern werden auch Mischarzneien empfohlen, die

dann allerdings maximal 4 verschiedene Mittel enthalten.

Komplexmittel

Die Komplex-Homöopathie ist die Art von Homöopathie, wie sie oft von Ärzten betrieben wird, die sich mit der Methode weniger auskennen. So gibt es im HNO-Fach zahlreiche Komplexmittel, die sehr häufig eingesetzt werden, z.B. Vertigoheel®, Sinuselect® oder Sinfrontal®. Diese Mittel bestehen aus zahlreichen Einzelarzneien, deren Wirkungen sich gelegentlich gegenseitig aufheben. Die Behandlung ist meistens relativ ungezielt, eine Art »Schrotschußbehandlung«. Der Vorteil an den Komplexmitteln ist, daß praktisch keinerlei Homöopathiekenntnisse erforderlich sind und die Mittel allein aufgrund eines klinischen Krankheitsbildes gegeben werden. Meist geht die Krankheit auch aus dem Arzneinamen direkt hervor (Vertigoheel® bei Schwindel).

Anthroposophie

Von Laien, aber auch von Ärzten wird häufig Homöopathie und Antroposophie verwechselt. *Rudolf Steiner* (1861–1925) lernte die Homöopathie unter anderem in Tübingen bei *Emil Schlegel*. Allerdings ist die Theorie der Anwendung eine ganz andere, auch wenn bei vielen Krankheitsbildern die gleichen Mittel gegeben werden. Die Mittel werden anders hergestellt, meist aus wäßrigen Auszügen und nicht aus alkoholischen Auszügen. Komplexmittel werden sehr häufig verwandt. Die bekanntesten Firmen sind die Weleda in Schwäbisch Gmünd und die WALA in Bad Boll.

Elektroakupunktur nach *Voll* (EAV)

Auch bei der EAV handelt es sich um eine Methode, die nicht mehr als Homöopathie bezeichnet werden kann, auch wenn homöopathisierte Arzneimittel verwendet werden. Bei dieser Methode werden mittels einer speziellen Testung an Akupunkturpunkten mittels elektrischer Kreisläufe bestimmte homöopathische Arzneimittel ausgemessen, die dann verabreicht werden. Kennzeichnend für die EAV ist, daß sehr viele Mittel in verschiedensten Potenzen gleichzeitig gegeben werden, es werden dabei auch sehr viele Nosoden verabreicht.

Ausbildung in Homöopathie, Zusatzbezeichnung

Nach den derzeitigen Richtlinien sind zum Führen der Zusatzbezeichnung »Homöopathie« vier je 1-wöchige Kurse (A, B, C und D) erforderlich, die in zahlreichen Orten abgehalten werden, z.B. in Freudenstadt, Celle, Bad Brückenau, Baden bei Wien, Detmold und Augsburg. Außerdem ist eine 18-monatige homöopathische praktische Tätigkeit erforderlich, wobei allerdings hierzu die aktive Teilnahme an entsprechend zugelassenen homöopathischen Arbeitskreisen ausreicht, wie z.B. an dem homöopathischen Arbeitskreis in Bad Imnau. Außerdem müssen zwei Jahre Klinik nachgewiesen werden. Verliehen wird die Zusatzbezeichnung dann von den jeweiligen Landesärztekammern.

Kassenarztrecht, Rezepturbeispiele, Verfügbarkeit, Firmen und Kosten

Im Rahmen des Wirtschaftlichkeitsgebots sind homöopathische Arzneimittel problemlos zu verordnen. Es gibt in der Kassenarztpraxis keinerlei Probleme, die Mittel auf die Namen des Patienten oder als Sprechstundenbedarf zu verschreiben. Bei Privatkassen wird gelegentlich eine Potenz oberhalb der *Lochschmidt*schen Zahl beanstandet.

Die Zusatzbezeichung »Homöopathie« oder »Naturheilverfahren« ist ausdrücklich nicht Voraussetzung für das Verschreiben homöopathischer Mittel, auch wenn dies immer wieder behauptet wird. Im Regelfall sind gängige homöopathische Mittel über die Apotheken innerhalb von einem halben Tag zu erhalten. Hierbei spielt allerdings die Qualität der Apotheke eine wesentliche Rolle, z.T. kann es auch bei gängigen Arzneimitteln über eine Woche dauern, bis die Mittel erhalten werden. Hier müssen die Patienten manchmal gezielt zu bestimmten Apotheken geschickt werden. Gängige homöopathische Mittel hat eine gut ausgerüstete Apotheke sowieso auf Lager. Bei selteneren Mitteln oder Einzelanfertigungen dauert es maximal eine Woche, bis das Mittel zur Verfügung steht. Wenn man mit der Homöopathie anfängt, ist es sehr wichtig, dafür zu sorgen, daß die Mittel schnell erhalten werden. Es hat keinen Zweck, ein homöopathisches Mittel bei einer Mittelohrentzündung zu verschreiben und dann 1 Woche zu warten, bis das Mittel verfügbar ist. Ebensowenig ist es sinnvoll, bei akutem Nasenbluten erst ein Mittel über die Apotheke zu besorgen. In diesem Fall muß man sich unbedingt schon vorher ein geeignetes Mittel besorgen, um es bei Bedarf sofort in der Praxis anwenden zu können.

Die Kosten der homöopathischen Arzneimittel sind relativ gering, so kosten im Regelfall 10 g DM 5,45, 20 g DM 8,40 und 50 g DM 13,40. Die wichtigsten homöopathischen Firmen in Deutschland sind die Deutsche Homöopathie-Union (DHU) in Karlsruhe, dort sind praktisch alle wesentlichen Einzelmittel erhältlich, zum Teil auch Komplexmittel (Pentarkane) und auch Lokaltherapeutika wie Nasentropfen und spezielle Salben. Eine weitere wichtige Firma ist die Firma Simile in Baden-Baden, auch dort sind praktisch alle homöopathischen Einzelmit-

tel erhältlich. Bei der Staufenpharma in Göppingen sind ebenfalls praktisch alle homöopathischen Einzelmittel als D-Potenzen oder LM-Potenzen verfügbar, auch die ausgefallensten auf Einzelbestellung, ebenso praktisch alle Nosoden. Arcana in Gütersloh stellt zahlreiche Einzelmittel her. Höchstpotenzen sind erhältlich über die Firma Schmidt-Nagel in Genf, außerdem bei Zinsser in Tübingen (hauptsächlich LM-Potenzen). Es gibt dann noch zahlreiche Firmen, die Komplexmittel herstellen, so die Firma Heel in Baden-Baden, Müller in Göppingen, Pascoe in Gießen, Dreluso in Hessisch-Oldendorf, Hanosan in Garbsen, Iso-Arzneimittel in Regensburg (Einzelmittel und Komplexmittel), Loges in Winsen, Madaus in Köln, Pflüger in Bielefeld, Phönix in Bondorf, Reckeweg in Bensheim, Regenaplex in Konstanz, Rowa-Wagner in Bergisch-Gladbach, Sanum-Kehlbeck in Hoya, Schaper und Brünner in Salzgitter, Schwörer in Miesenbach, Truw in Krefeld, Hevert in Sobernheim, Pflüger in Rheda-Wiedenbrück, Fides in Baden-Baden, Pharma-Liebermann in Gundelfingen, Plantina in Muggensturm, Steigerwald in Darmstadt sowie Reineke in Hannover.
Die Rezeptur von homöopathischen Mitteln ist sehr einfach.

Rezepturbeispiele

Konkrete Beispiele für korrektes Rezeptieren homöopathischer Mittel sind im folgenden aufgeführt.

Rp. Pulsatilla D2 globuli 10 g
alle 2 Std. 5 Kügelchen lutschen

Rp. Mercurius solubilis D12 Tbl. 10 g
3 x 1 Tbl. tgl. vor dem Essen lutschen

Rp. Sabadilla D30 Tbl. 10 g
1 Tbl. sonntags vor dem Frühstück lutschen

Rp. Kalium bichromicum D12, Sulfur iodatum D6, Allium cepa D4, Luffa D12 ana ad 80,0 ml
3 x 5 Tropfen tgl. vor dem Essen

Grenzen der Homöopathie

Die Grenzen der Homöopathie sind natürlich fließend und hängen im wesentlichen vom Geschick und Können des behandelnden Arztes ab. Gerade am Anfang, wenn sich der behandelnde Arzt in der Homöopathie noch nicht sehr auskennt, sollte er eher die Grenzen eng ziehen und im Zweifelsfall auf Methoden ausweichen, die er beherrscht. In den folgenden Kapiteln werde ich immer wieder daraufhinweisen, ob eine homöopathische Behandlung relativ unproblematisch ist oder ob die Erfolgsaussichten eher gering sind. Die Erfolgswahrscheinlichkeit hängt auch mit der Anzahl von zur Verfügung stehenden Mitteln zusammen. Je weniger Mittel bei einer bewährten Indikation in Frage kommen, desto höher die Erfolgswahrscheinlichkeit, wenn das richtige Mittel gegeben wird. So sind z.B. Krankheiten wie Nasenbluten, Scharlach oder Stimmbandknötchen relativ einfach homöopathisch zu behandeln. Die Behandlung von Ohrensausen ist recht schwierig, bei bösartigen Erkrankungen kommt bestenfalls eine begleitende homöopathische Behandlung in Frage; hier ist natürlich die Schulmedizin gefordert. Eine Septumdeviation kann selbstverständlich nicht homöopathisch korrigiert werden, wohl aber unter Umständen die Auswirkungen der Septumdeviation. Peritonsillarabszesse und andere Abszesse sind einer homöopathischen Behandlung gut zugänglich, allerdings gehört dazu relativ viel Erfahrung. Da es sich hierbei um gefährliche Erkrankungen handelt, sollten derartige Erkrankungen nicht von Unerfahrenen mit homöopathischen Mitteln behandelt werden. Bei Diskussionsveranstaltungen gibt es häufig Streit, ob eine bestimmte Erkrankung homöopathisch behandelt werden kann oder nicht.

Uneinigkeit herrscht auch hier unter den homöopathischen Ärzten selbst. Die Homöopathie ist nicht nur eine Methode, die individuell auf die Patienten ausgerichtet ist, sondern sie hängt eben auch von der Individualität des betreffenden Arztes ab. Daher verbieten sich natürlich eindeutige allgemeine Angaben.

Antagonisten von homöopathischen Mitteln

Sehr häufig kommen Patienten in die Praxis, die ein bestimmtes Krankheitsbild aufweisen, bei der die Mittelanzeige eindeutig ist und dann das Mittel doch nicht wirkt. Hier stellt sich natürlich immer die Frage, warum trotz genauer Arzneimittelsuche keine Besserung eintritt. Einerseits kann natürlich das Mittel falsch sein, was sich im Einzelfall nie ausschließen läßt, andererseits kann das Medikament antagotisiert werden. Hierbei kommt vor allem eine gleichzeitige allopathische Behandlung in Frage, wobei insbesondere Antibiotika und Steroide die homöopathische Arzneimittelwirkung stark abschwächen. Durch Steroide und Antibiotika wird das Immunsystem herabgesetzt und die Reaktivität des Körpers geschwächt, so daß eine Reizbehandlung nicht mehr greift. Außerdem werden durch die Medikamente Symptome unterdrückt, so daß das Krankheitsbild nicht mehr in seiner ursprünglichen Form zur Erscheinung kommt und dadurch das richtige homöopathische Simile nicht mehr gefunden werden kann.

Insbesondere verwischen auch Schmerzmittel die homöopathische Symptomatik und wirken homöopathischen Mitteln entgegen.

Antirheumatika stören ebenfalls die homöopathische Behandlung sehr. Weniger schlimm sind im allgemeinen pflanzliche Medikamente mit Ausnahme der Opiate und der ätherischen Öle. Minze und Kampfer können eine homöopathische Wirkung sogar vollständig aufheben. Kampfer ist daher bei einer massiven Erstverschlimmerung infolge einer Hochpotenzgabe im Notfall geeignet, die Mittelwirkung abzuschwächen oder aufzuheben. Häufig wird als Antagonist auch Kaffee aufgeführt.

Interessanterweise schreibt *Hahnemann (14)* selbst nichts von der Schädlichkeit von Zigaretten. Dies hängt damit zusammen, daß er selbst sehr viel geraucht hat. Zigaretten können sicherlich auch homöopathische Arzneien antagonisieren.

Die homöopathischen Mittel selbst können durch radioaktive Strahlung oder durch Röntgenbestrahlung, z.B. bei der Gepäckkontrolle am Flughafen, zerstört werden.

Die wichtigsten Arzneimittelbilder

Es gibt ca. 5 000 verschiedene homöopathische Arzneien, die selbstverständlich niemand alle genau kennt. Ein homöopathischer Kollege arbeitet meist etwa mit 200–300 Arzneien. Allerdings kommen bei der Repertorisation häufig andere Mittel heraus, wobei man dann anhand der Arzneimittellehre eben die entsprechenden Mittel nachschlagen muß. Um in der Praxis in aller Kürze die Mittel aufzufinden, habe ich die 127 wichtigsten Mittel, die ich immer wieder in der Praxis verwende, auf den folgenden Seiten aufgeführt.

Acidum carbolicum – Phenol, C_6H_5OH

kommt im Holzteer vor. Verwandt mit Kreosotum.

Konstitution: Große Erschöpfung, Zittern am ganzen Körper, Sensibilität aufgehoben, geistige Verwirrung, Gedächtnisverlust, Appetitverlust, Blähungen, Durchfälle.

Indikationen: Hauptmittel bei Bläschen an den Händen, insbesondere der Handinnenflächen, die stark jucken. Auch sonst juckende Bläschen am ganzen Körper. Tinnitus. Berstende Kopfschmerzen, insbesondere neuralgieforme Schmerzen im Bereich des Nervus supraorbitalis. Übelriechende Sekrete.

Acidum formicicum – Ameisensäure, HCOOH

Ameisensäure ist eine der wichtigsten homöopathischen Substanzen, um eine allgemeine Umstimmung zu erzeugen. Sie ist bei allen möglichen chronischen Krankheiten Mittel der Wahl, insbesondere bei chronischen Hauterkrankungen und auch allergischen Erkrankungen. Acidum formicicum ist daher auch ein Mittel, welches häufig nicht während einer akuten Symptomatik verabreicht wird, sondern bereits davor, z.B. vor einem zu erwartenden Heuschnupfen.

Acidum nitricum – Salpetersäure, HNO_3

Konstitution: Dunkle Augen, dunkle Haare, neigt zu Rissen im Bereich der Haut und Schleimhaut.

Modalitäten: Besserung der Symptome beim Autofahren.

Indikationen: Günstig bei allen Krankheiten, bei denen man theoretisch Salpetersäure als Ätzmittel verwenden könnte. Insbesondere gehören dazu Stimmbandpolypen, Stimmbandknötchen, granulierende Myringitis. Außerdem Rißbildungen im Bereich der Haut und Schleimhaut, vor allem am Naseneingang und am Gehörgangsdach.

Aconitum napellus – Eisenhut

wächst in Gebirgsgegenden Europas und Nordamerikas. Die Pflanze enthält Aconitin und Aconitinsäure, ein sehr starkes Gift.

Modalitäten: Krankheitsbeginn infolge von kaltem Wind, insbesondere nachts. Der Krankheitsbeginn ist allgemein heftig und sehr plötzlich.

Indikationen: Aconit ist bei fast allen plötzlich beginnenden Infektionskrankheiten das erste Mittel. Es ist auch insbesondere angezeigt bei hohem

Fieber mit warmen Händen und warmen Beinen.

ptomatik findet sich oft reichlicher Harn und übelriechende Blähungen.

Aethusa cynapium – Hundspetersilie

Vorkommen in Europa. Enthält Aethusin und Coniin, beides sind Alkaloide.

Modalitäten: Verträgt keine Milch.

Indikationen: Ist insbesondere angezeigt bei einer Milchallergie.

Agaricus (Agaricus muscarius) – Fliegenpilz

Vorkommen in Europa, Nordamerika und Südafrika. Enthält Cholin, Acethylcholin, Muscarin und Muscaridin und ist hoch toxisch.

Modalitäten: Verschlimmerung in kalter Luft, nach der Mahlzeit, nach geistiger Anstrengung und vor Gewitter.

Indikationen: Insbesondere bei Kindern angezeigt, die sich langsam entwickeln und relativ spät sprechen lernen.

Allium cepa – Küchenzwiebel

Vorkommen in Europa und Asien. Enthält Senföl, Lauchöl und Flavone.

Modalitäten: Verschlimmerung in Wärme. Besserung im Freien und bei Kälte.

Indikationen: Allium cepa hilft bei Rhinitis, Sinusitis, auch bei allergischer Rhinitis mit wässrigem oder weißlichem Sekret bei mildem Tränenfluß. Als bewährte Indikation gilt auch noch der Phantomschmerz. Als Begleitsym-

Anacardium (Anacardium officinale) – Elefantenlausbaum

Vorkommen im südlichen Amerika. Das Mittel enthält Cardanol und Anacardsäure.

Konstitution: Der Anacardiumtyp zeichnet sich dadurch aus, daß er nicht weiß, was er will. Kurz vor dem Abitur verläßt er die Schule, das Studium wird nicht abgeschlossen, Arbeitsstellen werden häufig gewechselt. Es besteht eine Dysfunktion des Hormonsystems, was sich insbesondere durch eine Akne bemerkbar macht, außerdem durch Menstruationsstörungen.

Modalitäten: Verschlimmerung durch geistige Arbeit und bei leerem Magen. Besserung durch Essen.

Indikationen: Insbesondere Acne vulgaris im Gesichtsbereich und im Rückenbereich. Immer wieder wechselnde Beschwerden.

Antimonium crudum – Antimon-III-Sulfid, Sb_2S_3

Konstitution: Als Typ leicht erregbar, sentimental, lebensüberdrüssig, selbstmordgefährdet.

Modalitäten: Verschlimmerung durch kaltes Wasser oder strahlende Wärme. Besserung durch warme Bäder und in frischer Luft.

Indikationen: Insbesondere periorale Dermatitis (Antimonium crudum – »um die Schnut herum«). Dick belegte, weiße Zunge. Mundwinkelrhagaden.

Antimonium tartaricum, Tartarus emeticus oder Tartarus stibiatus – Brechweinstein, COOK – CHOH – CHOH – COO(SbO)

Modalitäten: Verschlechterung durch Milch und saure Speisen.

Indikationen: Bewährte Indikation bei Windpocken. Außerdem krampfhafter, erstickender Husten, besonders nachts gegen 4 Uhr. Der Husten wird gemildert durch Aufstoßen und ist begleitet von Übelkeit und Erbrechen. Bei diesen Modalitäten kann Antimonium tartaricum auch bei der Pneumonie angezeigt sein.

Apis mellifica – Honigbiene

kommt überall vor. Enthält Apisinum, Tryptophan und Histamin.

Modalitäten: Verschlechterung durch Wärme, durch Druck und Berührung. Besserung durch Kälte und kalte Umschläge, frische Luft und Bewegung. Das Mittel hat eine Beziehung zur rechten Körperhälfte. Ödeme, die aussehen, wie nach einem Bienenstich. Insbesondere Schleimhautschwellungen, die relativ blaß sind.

Indikationen: Otitis media acuta, Muko- und Serotympanon als Folge einer Mittelohrentzündung, die rechtsseitigen Anginen, rechtsseitige Tonsillarabszesse, blasse Schwellungen der Schleimhaut mit Kältebesserung. Reinke-Ödem rechts, Zysten aller Art.

Argentum nitricum – Silbernitrat, AgNO$_3$

Konstitution: Dunkle Patienten mit trockener Haut.

Typischerweise starke Platzangst und Angst, aus großer Höhe herunterzusehen. Es bestehen fast ständig Magenprobleme. Der Kranke hat eine allgemeine Schwäche mit Zittern, häufig Schwindel mit Ohrensausen. Beschwerden sind während der Regel verschlimmert. Lieblingsfarbe schwarz.

Indikationen: Chronische Kieferhöhlenentzündungen, besonders wenn als Begleitsymptomatik eine Magenerkrankung besteht. Lampenfieber. Folge von Quecksilberintoxikation bei Amalgamfüllungen, daher wird dieses Mittel auch zur Amalgamausleitung verabreicht. Stimmbandpolypen und Stimmbandknötchen. *(11)*

Arnica montana – Bergwohlverleih

Kommt in den Gebirgsgegenden Europas vor. Das Mittel enthält Thymol, Azulen und Flavonglykoside sowie ätherische Öle.

Konstitution: Mürrischer Mensch mit rotem Gesicht, wehrt sich gegen ärztliche Behandlung.

Modalitäten: Verschlimmerung durch die geringste Berührung und durch den geringsten Druck, Verschlimmerung abends oder nachts.

Indikationen: Arnika ist insbesondere ein Folgemittel nach Unfällen und Traumen aller Art. So hat sich Arnika bei Frakturen sehr bewährt, es fördert die Abheilung von Hämatomen. Es ist auch Mittel der Wahl nach Tonsillektomie, um die Blutungsneigung herabzusetzen, bei Nasenbluten infolge von Nasenbeinfraktur und operativen Eingriffen aller Art.

Arsenicum album – Arsen-(III-)Oxid, As_2O_3

Konstitution: Arsenicum album ist eines der bei uns am häufigsten vorkommenden Konstitutionsmittel. Es paßt insbesondere bei Menschen mit weißer, trockener Haut voller Furchen, meistens sind sie eher schwächlich. Typischerweise liegen Schlafstörungen gegen 3 Uhr morgens vor. Es besteht ein großer Durst, allerdings könneń immer nur kleine Schlucke getrunken werden, da ansonsten der Patient erbrechen muß. Zum Arsentyp paßt ein Mensch, der so übertrieben ordentlich ist, daß er seine Umgebung mit seinem Ordnungssinn stört. Befehle von oben werden auf das Genaueste ausgeführt. Es handelt sich um das typische Mittel der Finanzbeamten. Der Arsentyp neigt zu Magenschmerzen. Im Sommer fühlt er sich infolge der Wärme relativ gut.

Modalitäten: Beschwerden typischerweise nachts gegen 3 Uhr, Verschlechterung durch Kälte und Anstrengung. Besserung durch Wärme.

Indikationen: Arsen kann Mittel der Wahl bei fast allen Krankheiten sein, die regelmäßig durch Kälte verursacht werden. Schnupfen mit sehr scharfer Absonderung, so daß der Naseneingang gerötet ist. Hustenanfälle mit Atemnot gegen 3 Uhr und wenig Sputum. Allergien aller Art, wenn sonstige arsentypische Modalitäten vorliegen.

Arsenicum jodatum, AsJ_3

Das Mittel ist eine Art Mischung der Eigenschaften von Arsenicum album und Jod.

Indikationen: Arsenicum jodatum ist das Hauptmittel bei Nickelallergie. Ansonsten kann Arsenicum jodatum dann gegeben werden, wenn die Modalitäten für Arsenicum album sprechen, dies Mittel aber nur teilweise hilft und die Resorptionskomponente von Jod mit im Vordergrund steht.

Asarum europaeum – Haselwurz

Vorkommen in Europa und Sibirien. Das Mittel enthält Asarumkampfer, ein ätherisches Öl.

Modalitäten: Starke Überempfindlichkeit gegen Geräusche. Krankheitsausbruch, wenn z.B. eine Tür zugeschlagen wird.

Indikationen: Insbesondere Schwindelbeschwerden, die durch Lärm jedesmal wieder von neuem ausgelöst werden (*Tullio*-Phänomen).

Aurum – Aurum metallicum, Au, Gold

Konstitution: Die Aurum-Konstitution fällt in der Praxis meistens relativ schnell dadurch auf, daß der Patient extrem ungeduldig ist und sich fast regelmäßig über die Wartezeiten beschwert, nicht nur beim Personal, sondern auch beim Arzt. Es ist praktisch unmöglich, einen Aurum-Patienten ins normale Wartezimmer zu setzen.
Die Patienten haben meistens einen hochroten Kopf, der allerdings nicht überwärmt ist. Sie neigen zu einer depressiven Verstimmung mit Angst und Mutlosigkeit, sind aber häufig ärgerlich gereizt und dann unvermittelt wieder sehr fröhlich. Aurum-Patienten sind hochgradig suizidgefährdet. Sie leiden meistens an Herzerkrankungen.

Modalitäten: Verschlimmerung nachts und frühmorgens sowie durch Kälte, Besserung durch Wärme und Bewegung.

Indikationen: Rötung der äußeren Nase, Rhinophym, Rosacea, Lupus erythematodes, Psoriasis. Ansonsten ist Aurum metallicum ein sehr bewährtes Mittel bei verschiedenen rheumatischen Erkrankungen, ähnlich wie in der Schulmedizin.

Avena sativa – Hafer

ubiquitär vorkommend.

Indikationen: Avena sativa ist das ideale Mittel, um den Appetit zu fördern. Insbesondere bei Kindern, die nicht genug essen und dadurch schwächlich aussehen, wird durch Avena der Appetit kräftig unterstützt, was dann zur Ausheilung der entsprechenden Krankheit führt.

Barium carbonicum – Bariumcarbonat, $BaCO_3$

Konstitution: Es handelt sich meistens um Kinder, gelegentlich auch um Greise, die stark verlangsamt sind, insbesondere langsam im Verstehen und Behalten. Es besteht eine gelangweilter Gesichtsausdruck. Der Gedächtnisverlust ist sehr ausgeprägt. Der Bariumcarbonicum-Typ neigt zu einer Lymphknotenschwellung besonders im Hals und im Nacken, gleichzeitig besteht eine chronische Mandelentzündung und eine Neigung zu adenoiden Vegetationen. Der Patient wird durch Kälte relativ schnell krank. Meistens ist das Körpergewicht viel zu hoch.

Modalitäten: Verschlimmerung durch Kälte.

Indikationen: Häufige Otitis media, adenoide Vegetationen, chronische Mandelentzündung, chronische Halslymphknotenschwellung, Entwicklungsverzögerung der Kinder.

Barium jodatum – Bariumjodid, $BaJ_2 \cdot H_2O$

Indikationen: Barium jodatum ist das Hauptmittel bei adenoiden Vegetationen der Kinder. Nach eigenen Erfahrungen wirkt es besonders gut, wenn die Kinder dunkelhaarig sind und die vergrößerten Tonsillen nicht im Vordergrund stehen. Duch die Jodkomponente besteht wieder eine resorptive Kraft des Medikaments.

Belladonna (Atropa belladonna) – Tollkirsche

Vorkommen in Europa und in Asien. Das Mittel enthält verschiedene Alkaloide, nämlich Hyoscyamin, Skopolamin, Atropamin, Belladonnin und Skopin. Es handelt sich um ein Polychrest. Atropin ist auch ein in der Schulmedizin häufig vorkommendes Medikament.

Modalitäten: Verschlimmerung durch äußere Einflüsse, durch Geräusch, Licht, Berührung, Anfassen, Erschütterung, Luftzug und Kälte. Verschlechterungszeiten sind nach Mitternacht, um 15 Uhr und um 23 Uhr. Besserung durch Wärme und durch Ruhe.

Indikationen: Belladonna kommt bei zahlreichen Erkältungskrankheiten in Frage, insbesondere als zweites Mittel nach Aconit. Typisch für Belladonnafieber sind kalte Füße. Belladonna ist das wesentliche Heilmittel bei Scharlach, aber auch bei hochroten Tonsillen ohne wesentliche Eiterung.
Typisch für Belladonna ist, daß die Krankheit relativ schnell auftritt. Die Schleimhäute sind trocken, die Pupillen sind erweitert.

Berberis vulgaris – Berberitze

Berberitze oder Sauerdorn wächst in Europa. Enthält Berberin und Magnoflorin (Alkaloide).

Modalitäten: Verschlimmerung durch Bewegung und durch jede plötzliche Erschütterung, durch Fahren im Wagen. Besserung durch Ruhe.

Indikationen: Berberis ist hauptsächlich ein Nierenmittel.
Als sogenanntes Drainagemittel ist es allerdings auch oft bei Krankheiten im HNO-Gebiet angezeigt, bei denen man mit anderen Mitteln nicht weiterkommt, insbesondere kann bei chronischem Mukotympanon Berberis für einige Wochen angezeigt sein, um die Ausscheidung des Sekrets zu beschleunigen.

Borax – Natrium tetraboratum, $Na_2B_4O_7 \cdot 10\,H_2O$

Modalitäten: Verschlimmerung durch abwärts gerichtete Bewegungen, durch plötzliche, auch geringe Geräusche, durch feuchtes kaltes Wetter. Besserung durch Druck und nach Stuhlentleerung.

Indikationen: Borax ist das Hauptmittel bei Aphthen und bei der Stomatitis aphthosa.

Bromum – Br_2

Konstitution: Es handelt sich um blonde helle Patienten mit hellen Haaren.

Modalitäten: Verschlimmerung nach Erkältung während warmer Tage, abends und vor Mitternacht, beim Betreten eines warmen Zimmers. Besserung an der See oder beim Autofahren.

Indikationen: Hauptsächlich Husten mit starkem Nachtschweiß, zum Teil krampfartig mit Anfällen von Erstickungsnot. Der Husten wird schlimmer beim Betreten von warmen Zimmern. Der Husten wird besser durch kleine Schlucke von kaltem Wasser.

Bryonia (Bryonia cretica ssp. dioica) – Zaunrübe

Vorkommen in Europa. Enthält die Bitterstoffe Cucurbitacine, außerdem Bryoamarid und Bryodulcosid, die Terpene Bryonol- und Bryononsäure, die Sterine Stigmasterol und alpha-Spinasterol, sowie das Anthrachinon Chrysophansäure.

Modalitäten: Verschlechterung durch Bewegung, durch Wärme. Besserung durch Ruhe und durch starken Druck, durch kalte Getränke und kalte Umschläge. Insbesondere besteht ein starker Durst, Verlangen nach großen Mengen von Wasser.

Indikationen: Starke Gelenkschmerzen infolge von Anginen oder grippalen Infekten mit Verschlimmerung durch Bewegung. Häufig blitzartig auftretende Nervenschmerzen. Die Schmerzen sind nachts gegen 3 Uhr schlimmer. Da die Bettwärme stört, muß der Kranke aufstehen und umherlaufen. Husten mit Schmerzen retrosternal, gelegentlich mit blutigem Auswurf.

Cactus (Cactus grandiflorus) – großblütiger Kaktus, Königin der Nacht

Vorkommen in Mittelamerika.

Modalitäten: Verschlimmerung beim Liegen auf der linken Seite, beim Gehen und Treppensteigen. Besserung in frischer Luft.

Indikationen: Epistaxis, insbesondere beim Jugendlichen. Auch sonst allgemeine Hämorrhagien. Blutandrang zum Kopf und heftige Kopfschmerzen. Verbunden sind gelegentlich Herzerkrankungen und Stenokardien.

Calcium bromatum – Calciumbromid, $CaBr_2$

Indikationen: Calcium bromatum ist das Hauptmittel bei chronischer Tonsillitis bei hellen Kindern, die gleichzeitig auch adenoide Vegetationen haben.

Calcium carbonicum Hahnemanni – $CaCO_3$

Verwendet werden die inneren Teile zerbrochener Schalen der Auster Ostrea edulis.

Konstitution: Calcium carbonicum ist eines der häufigsten Kinder-Konstitutionsmittel. Typisch ist eine allgemeine Frostigkeit, ein Entwicklungsrückstand, Rachitis. Die Kinder sind meistens zu dick, nach kurzer Belastung bereits erschöpft.
Typisch ist ein starkes Schwitzen am Kopf, weniger am übrigen Körper. Es besteht eine Abneigung gegen Fleisch und Milch, Eier dagegen werden verlangt, insbesondere aber auch starkes Verlangen nach Süßigkeiten und Zukker.

Modalitäten: Verschlimmerung durch Kälte, durch Feuchtigkeit, zur Zeit des Vollmonds, durch körperliche oder geistige Arbeit. Besserung durch trockene Witterung, fühlt sich bei Verstopfung wohler.

Indikationen: Calcium carbonicum ist bei allen chronischen Krankheiten der oberen Luftwege und des Lymphsystems angezeigt, insbesondere auch bei chronischer Tonsillitis und adenoiden Vegetationen.
Es muß allerdings der typische Calcium carbonicum-Typ vorliegen. Außerdem ist Calcium carbonicum eines der wesentlichen Mittel bei euthyreoten Struma.

Calcium fluoratum – Calciumfluorid, CaF_2

Konstitution: Die Calcium fluoratum-Patienten fallen durch eine ständige Unruhe auf. Sie betreiben häufig Sportarten, die mit relativ großen Anstrengungen verbunden sind. Nach diesen Sportarten fühlen sie sich frisch und erholt, es liegt im ersten Moment keinerlei Erschöpfung vor. Sehr viele dieser Patienten fahren begeistert Fahrrad. Kommen sie aus äußeren Gründen nicht dazu, ihren Sportarten nachzugehen, werden sie rasch krank. Typisch für Calcium fluoratum-Patienten ist außerdem eine extreme Angst vor finanziellem Verlust bzw. vor der Pleite. Es bestehen relativ häufig Probleme mit Narben, die schlecht heilen und dann zu einem Störfeld führen.

Modalitäten: Verschlimmerung durch feuchte Witterung und Kälte, Verschlimmerung durch Ruhe. Besserung durch Wärme und Bewegung.

Indikationen: Steinharte Drüsenschwellungen, chronische eitrige Mittelohrentzündungen, verhärtete Narben nach Tonsillektomie mit starken Nackenkopfschmerzen und Stirnkopfschmerzen. *(11)*

Calcium jodatum – Calciumjodid, $CaJ_2 \cdot 4\,H_2O$

Indikationen: Calcium jodatum ist das Hauptmittel bei chronischer Tonsillitis bei dunklen Kindern, die gleichzeitig auch adenoide Vegetationen haben.

Es kommt in diesem Fall wieder die stärkere resorptive Wirkung des Jod zur Geltung.

Calcium phosphoricum – Calciumhydrogenphosphat, $CaHPO_4 \cdot 2 H_2O$

Konstitution: Calcium phosphoricum ist eines der häufigsten Kinder-Konstitutionsmittel. Die Kinder zeichnen sich dadurch aus, daß sie Süßigkeiten wenig mögen und salzige Speisen bevorzugen. Meistens sind sie relativ wild und lassen sich sehr schwer untersuchen. Die Kinder sind oft abgemagert.

Modalitäten: Verschlimmerung durch kaltes und feuchtes Wetter, durch Denken an die Beschwerden.
Besserung im Sommer und bei warmem, trockenem Wetter.

Indikationen: Adenoide Vegetationen und chronische Mandelentzündung, auf die die übrige Calcium – phosphoricum – Konstitution zutrifft.

Calendula (Calendula officinalis) – Ringelblume

Vorkommen in Europa, Asien und Nordamerika. Enthält Xanthophylle, Calendulin, Saponin, Phytosterin, Salicylsäure.

Modalitäten: Ruhelos bei Nacht, eine Wunde entzündet sich immer wieder mit Schmerzen und Brennen. Sehr geräuschempfindlich, fährt bei Geräuschen hoch.

Indikationen: In der HNO-Heilkunde hauptsächliche Verwendung als Lokaltherapeutikum bei Otitis externa. Anwendung als Salbe oder Tinktur möglich.

Capsicum (Capsicum annuum) – spanischer Pfeffer

Wächst im südlichen Europa und in Südamerika. Enthält hauptsächlich Capsaicin, ein Säureamid.

Modalitäten: Verschlimmerung im Freien, durch leichte Berührung, beim Aufdecken. Besserung während des Essens und bei Wärme.

Indikationen: Akute Mittelohrentzündung mit Begleitmastoititis, der Warzenfortsatz kann schon etwas geschwollen sein und ist bei Berührung sehr schmerzhaft. Ansonsten symptomatische Indikation als »Schmerzmittel« bei Mittelohrentzündung.

Cardiospermum (Cardiospermum halicacabum) – Herzsame

Wächst in den Tropen.

Indikationen: Es handelt sich um das homöopathische »Cortison«. Anwendung hauptsächlich als Lokaltherapeutikum bei trockenen Ekzemen in Salbenform, auch beim Pruritus auris unklarer Genese. Beim endogenen Ekzem zusätzlich zur homöopathischen Behandlung.

Causticum Hahnemanni

Causticum ist ein Ätzstoff. Es wird gewonnen aus frisch gebranntem Kalk aus Marmor und nach einer komplizierten Methode verarbeitet *(13)*.

Konstitution: Der Causticumtyp ist häufig relativ leicht zu erkennen an seinem sorgenvollen Aussehen. Die Causticumkinder neigen dazu zu weinen, wenn ein anderes Kind weint. Die Erwachsenen sind ständig in Sorge um ihre Mitmenschen, sie fragen in der Pra-

xis nach dem Wohlbefinden des Arztes. Häufig pflegen sie nahe Angehörige oder haben behinderte Kinder. Sie sind meistens tief religiös. Sie neigen zu Lähmungen, die Augenlider hängen herunter, die Verdauung ist verlangsamt.
Kinder lernen nur langsam gehen und sprechen.

Modalitäten: Verschlimmerung durch schönes, kaltes Wetter, durch kalte Luft, nach Durchnässung oder nach einem Bad. Besserung durch feuchtes und regnerisches Wetter, in warmer Luft, beim Trinken von kaltem Wasser.

Indikationen: Schwäche und Lähmungen aller Art, insbesondere auf HNO-ärztlichem Fachgebiet die Rekurrensparese. Morgendliche Heiserkeit. Zerschlagenheitsgefühl, schmerzhaftige Müdigkeit bei grippalen Infekten. Husten, der sich nachts in Bettwärme verschlechtert. Unfreiwilliger Harnabgang beim Husten.

Cedron (Simaruba cedron) – Klapperschlangenbohne

Vorkommen im südlichen Amerika. Enthält Cedrin und Cedronin (Alkaloide).

Modalitäten: Es besteht eine extreme Neigung zu Periodizität. Der Patient kann seine Uhr nach seinen Beschwerden stellen.

Indikationen: Insbesondere Kopfschmerzen und sonstige Schmerzen, die jeden Tag zur gleichen Uhrzeit auftreten. Fieberschübe mit periodenhaftem Verlauf, wobei die Beschwerden auch wieder immer zur gleichen Uhrzeit auftreten.

Chamomilla (Matricaria chamomilla) – echte Kamille

Vorkommen in Europa und Asien. Enthält Bisabolol und Chamazulen.

Modalitäten: Verschlimmerung durch Wärme und Zorn. Besserung durch Fahren und Herumgetragen werden bei Kindern.

Indikationen: Kamilleinhalationen sind ja auch in der Schulmedizin bekannt. Als homöopathisches Mittel kommt Chamomilla vor allem in Betracht bei Krankheiten, die durch Zahnung der Kinder ausgelöst werden. Auch sonst ist Chamomilla bei Zahnschmerzen aller Art angezeigt. Chamomilla kann als Beruhigungsmittel gegeben werden bei aufgeregten Kindern, die sich ansonsten nicht untersuchen lassen. Auffallend ist jeweils die Besserung, sobald sie auf den Arm genommen werden.

China (Cinchona succirubra) – Chinarindenbaum

Vorkommen in Südamerika und Asien. Erstes bekanntes homöopathisches Mittel überhaupt *(2)*. Enthält Chinin, Chinidin, Cinchonin und Cinchonidin (Alkaloide).

Modalitäten: Verschlimmerung durch geringste Berührung, durch Zugluft, Folge von Säfteverlust. Besserung durch starken Druck, durch Zusammenkrümmen und in frischer Luft.

Indikationen: Fieber, welches regelmäßig wiederkommt, etwa jeden dritten Tag. Gesichtsekzeme, periodische Kopfschmerzen. *Quincke*-Ödem und Urtikaria im Gesichtsbereich.

Cimicifuga (Actaea racemosa) – Wanzenkraut

Vorkommen in Europa, Amerika und Asien. Enthält Cimicifugin.

Modalitäten: Besserung durch lokale Wärme, Verschlimmerung durch Erregung, durch Kälte und Nässe. Symptomatik eher linksseitig.

Indikationen: Cimicifuga ist ein hormonaktives Mittel und kann vor allem eingesetzt werden bei klimakterischen Frauen. Bei HNO-Erkrankungen fällt der ständige Wechsel der Symptomatik auf. Insbesondere treten Kopfschmerzen, Nackenschmerzen und Stirnkopfschmerzen auf.

Cina (Artemisia Cina) – Wurm- oder Zitwersamen

Vorkommen in Asien. Enthält Santonin und Artemisin.

Konstitution: Meistens Kinder, die ständig verdrießlich und zänkisch sind und während des Schlafens plötzlich aufschreien. Sie knirschen mit den Zähnen und zittern während des Schlafes. Es besteht ein häufiges Nasenbohren.

Modalitäten: Verschlimmerung durch Würmer, nachts, in der Sonne und im Sommer.

Indikationen: Insbesondere Wurmbefall des Darms, der sich auf HNO-Gebiet meistens durch Nasenbohren bei Kleinkindern auswirkt mit den entsprechenden Folgen wie häufiges Nasenbluten.

Cinnabaris = Hydrargyrum sulfuratum rubrum – rotes Quecksilbersulfid, Zinnober, HgS

Indikationen: Symptomatische Indikation bei eitriger Kieferhöhlenentzündung, als Leitsymptom gilt dabei insbesondere der Druck an der Nasenwurzel und die Oberkieferschmerzen.

Cocculus (Anamirta cocculus) – Kockelskörner

Enthält Pikrotoxin, ein typisches Krampfgift, das erregend wirkt auf die motorischen Elemente des zentralen Nervensystems des verlängerten Marks und des Rückenmarks.

Konstitution: Der Cocculusmensch ist relativ schwach und kraftlos infolge nervöser Erschöpfung. Ihm ist schwindlig, er schwankt hin und her und droht, nach einer Seite zu fallen. Häufig besteht gleichzeitig eine Schwäche und ein Zittern der Glieder.

Modalitäten: Verschlimmerung durch Fahren im Wagen, auf dem Schiff oder Eisenbahn, durch nächtliche Arbeit wie Nachtwachen oder Kinderbetreuung und während der Regel, außerdem beim Aufrichten aus der horizontalen Lage. Besserung bei ruhigem Liegen oder im Sitzen.

Indikationen: Cocculus ist insbesondere angezeigt bei otogenem Schwindel wie z.B. dem Morbus Ménière. Außerdem ist es das erste Mittel bei Reisekrankheit und bei Seekrankheit. Weiterhin ist es das Mittel der Wahl bei Krankheiten, die insbesondere bei jungen Müttern infolge des nächtlichen Stillens ausgelöst werden, auch ansonsten bei Schlafmangel, der nicht aus einer Schlafstörung an sich resultiert, sondern durch äußerliche Umstände.

Conium (Conium maculatum) – gefleckter Schierling

Kommt in Europa, Asien und Afrika vor. Enthält Coniin, ein Alkaloid. Mit Conium, dem Schierlingsbecher, wurde *Sokrates* getötet.

Konstitution: Es liegt eine allgemeine Schwäche vor, insbesondere die Augendeckel sind auch tagsüber zum Teil geschlossen, es besteht ein mühsamer Gang. Typischerweise bestehen harte Drüsenschwellungen, der Coniumtyp neigt zu Karzinomen, insbesondere tritt häufig ein Mammakarzinom auf. Sexuelle Anspielungen von alten Greisen sind ebenfalls typisch für Conium.

Modalitäten: Verschlimmerung nachts im Bett, insbesondere wenn der Kopf tief liegt, Verschlimmerung durch lange sexuelle Enthaltsamkeit. Besserung durch Bewegung und durch Gehen, durch Wärme.

Indikationen: Conium ist das Hauptmittel beim benignen paroxysmalen Lagerungsnystagmus. Auch sonst ist Conium angezeigt bei Schwindelbeschwerden nachts im Bett. Ansonsten ist Conium indiziert bei Schwellungen im Bereich der Kopfspeicheldrüsen. Conium hat auch eine Beziehung zu Narben und kann lokal als Coniumsalbe angewandt werden.

Corallium rubrum – Edelkoralle

Vorkommen im Mittelmeer. Enthält zahlreiche Metalle, außerdem Phosphor und Kalk.

Indikationen: Corallium rubrum ist das Mittel der ersten Wahl beim Retronasalkatarrh. Die Patienten klagen typischerweise über einen Schleimfluß an der Rachenhinterwand, ohne daß die eigentliche Ursache festgestellt werden kann.

Cortison

Cortison ist ein Nebennierenrindenhormon, welches in der Schulmedizin zahlreiche Anwendungen hat. Bekanntlich bestehen auch zahlreiche Nebenwirkungen.

Indikationen: Man geht davon aus, daß bei Cortison ab der D8 sich die Wirkung ändert und ein homöopathischer Effekt auftritt. Weil nach langer Cortisonbehandlung eine homöopathische Therapie oft wegen mangelnder Reaktionsfähigkeit sehr schwierig ist, kann diese durch Cortison in homöopathischen Potenzen als Nosode sehr stark beschleunigt werden. Ich habe sogar zahlreiche Patienten behandelt, bei denen allopathische Cortisonkonzentrationen keine Wirkung hatten und erst homöopathische Konzentrationen den Effekt auslösten, der eigentlich zuvor durch die allopathische Behandlung erwünscht war. So heilten schwere endogene Ekzeme unter homöopathischer Cortisonkonzentration ab.
Außerdem kann bei Asthma bronchiale Cortison angezeigt sein.

Cuprum metallicum – metallisches Kupfer, Cu

Ein lebensnotwendiges Element, was in zahlreichen Enzymen vorkommt.

Modalitäten: Verschlimmerung durch Berührung und Druck, durch kalten Wind, nachts, bei Neumond, nach Unterdrückung eines Ausschlags. Besserung durch Trinken von kaltem Wasser und durch Schwitzen.

Indikationen: Kupfer ist ein Krampfmittel, was insbesondere beim krampfartigen Husten angezeigt ist, auch beim Keuchhusten. Die Krämpfe werden dadurch wesentlich gemildert. Außerdem ist Cuprum bei Fieberkrämpfen angezeigt, wobei bei drohendem Fieberkrampf das Fieber selbst nicht beeinflußt werden sollte, durch Cuprum kann der Krampf selbst aber unterbunden werden. Außerdem ist Cuprum metallicum das Hauptmittel bei Epilepsien, wobei hier natürlich die Behandlung nur dem Erfahrenen überlassen werden sollte.

Drosera (Drosera rotundifolia) – Sonnentau

Vorkommen in Europa, Amerika und Asien. Enthält Chinone.

Modalitäten: Verschlimmerung nach Mitternacht und im Liegen, in der Bettwärme, beim Trinken, beim Singen und beim Lachen.

Indikationen: Krampfartiger Husten mit Kitzelreiz in der Kehle, gelegentlich Erbrechen. Auch beim Keuchhusten mit trockenen heftigen Anfällen mit Erstickungsgefahr und anschließendem Erbrechen von Speisen.

Dulcamara (Solanum dulcamara) – bittersüßer Nachtschatten

Vorkommen in Europa, Afrika und Asien. Enthält Lycoxanthin, Lycopin, Soladulcidin und Tomatidin.

Konstitution: Der Dulcamaratyp wird regelmäßig nach Regen krank oder nach dem Baden. Es handelt sich häufig um blonde und rothaarige Patienten mit Sommersprossen. Es sind häufig Herrschertypen, die andere unterjochen wollen und dabei relativ brutal vorgehen können. Sie neigen zu urtikariellen Hautausschlägen.

Modalitäten: Verschlimmerung durch Feuchtigkeit und Nässe aller Art, auch durch Kälte. Verschlechterung vor allem im Regen. Besserung durch äußere Wärmeanwendung und Bewegung.

Indikationen: Dulcamara ist praktisch immer als erstes Mittel angezeigt, wenn eine Erkrankung nach Durchnässung auftritt. Dies sind z.B. die häufigen Badeotitiden im Sommer, aber auch Halsschmerzen und Nebenhöhlenentzündungen, die nach Freibad- oder Hallenbadbesuch auftreten. Bei Personen, die praktisch regelmäßig nach dem Baden erkranken, gebe ich prophylaktisch Dulcamara D6 vor und nach dem Schwimmen. Dulcamara ist außerdem Mittel der Wahl bei Heuschnupfenbeschwerden im August. Bei einer Kälteurtikaria hilft Dulcamara prompt. Für das Dulcamaraekzem sind eiternde Pusteln typisch. Die Hände und Füße sind eiskalt. Es besteht großer Durst auf kalte Getränke.

Echinacea (Echinacea angustifolia) – schmalblättrige Kegelblume

Kommt in Nordamerika vor. Das Mittel enthält ätherische Öle, Äther, Harz, Inulin, Echinacin und Echinacosid.

Indikationen: Es handelt sich eigentlich um kein typisches homöopathisches Mittel, entscheidend scheint vielmehr die stoffliche Wirkung zu sein. Dennoch kann es sehr gut als D4 verordnet werden.
Echinacea kann ganz allgemein bei gesteigerter Infektneigung gegeben werden. Auch bei akuten Infekten wirkt die intravenöse Anwendung sehr gut (in der Dreierspritze Echinacea D4, Lachesis D12 und Pyrogenium C30).

Erigeron canadensis – kanadisches Berufskraut

Kommt in Europa und Nordamerika vor. Das Mittel enthält d-Limonen, Dipenten, ein Flavon, Gallussäure, Gerbstoffe und Cholin.

Modalitäten: Verschlimmerung durch schwüles, gewittriges Wetter, morgens. Verschlimmerung durch Kopfschmerzen, Bücken und Husten. Besserung mittags und nachts.

Indikationen: Hauptsächlich Nasenbluten bei Kindern. Das Mittel kann auch angewandt werden bei kongestivem Kopfschmerz mit starkem Klopfen, Sitz meist in der Stirnmitte.

Eupatorium perfoliatum – Wasserhanf

Vorkommen in Nordamerika. Enthält Eupatorin.

Indikationen: Grippale Infekte mit klopfenden Kopfschmerzen, besser nach dem Aufstehen. Schnupfen mit Niesen, Heiserkeit und Husten, Trokkenheitsgefühl im Hals. Muß sich die Brust halten beim Husten wegen der Schmerzen, während dem Husten Kopfschmerzen zum Bersten. Nächtlicher Durst, Zunge gelb und leicht belegt. Durst auf kaltes Wasser und Erbrechen nach jedem Trinken. Gliederschmerzen, allgemeines Zerschlagenheitsgefühl.

Euphrasia (Euphrasia officinalis) – Augentrost

Vorkommen in Europa, Amerika und Asien. Enthält Aucubin, Cumarin, Flavone, Galloylgerbstoff, Fumarsäure, ätherische Öle.

Modalitäten: Scharfer Tränenfluß, Brennen der Augen, milder Schnupfen.

Indikationen: Insbesondere wird Euphrasia als D2 beim akuten Heuschnupfen mit starker Augensymptomatik angewandt. Zusätzlich kann Euphrasia noch als Augentropfen verabreicht werden.

Ferrum phosphoricum – phosphorsaures Eisen, FePO$_4$

Modalitäten: Verschlimmerung nachts von 4–6 Uhr, durch Bewegung und im Freien. Besserung bei langsamer Bewegung.

Konstitution: Anämischer, schwächlicher Mensch infolge von Mangel an vitaler Wärme. Empfindlich gegen frische Luft, schwitzt leicht. Bleiches Gesicht mit schwarzen Ringen um die Augen. Während des Fiebers ist das Gesicht rot.

Indikationen: Ferrum phosphoricum ist eines der wesentlichen Mittel bei der Mittelohrentzündung. Bei Fieber mit raschem, weichem Puls. Blutungen mit hellrotem Blut, besonders beim Husten. Ferrum phosphoricum kann bei schwacher Mittelohrentzündung gut helfen, die länger nicht abheilt.

Galphimia glauca

Es handelt sich um eine alte mexikanische Heilpflanze.

Indikationen: Galphimia glauca ist eines der wichtigsten Mittel bei allergischen Erkrankungen, insbesondere beim Heuschnupfen. Die Anwendung erfolgt im Sinne einer symptomatischen Indikation. Ein genaues Arzneimittelbild ist bisher nicht bekannt.

Gelsemium (Gelsemium sempervirens) – gelber Jasmin

Vorkommen in Amerika. Enthält Gelsemin, Gelsemicin und Sempervirin.

Konstitution: Es handelt sich um einen außerordentlich nervösen, sensiblen und reizbaren Patienten, mit plötzlichen Anfällen von Jähzorn. Häufig liegt eine einseitige Ptosis vor.

Modalitäten: Verschlimmerung durch Aufregung, vor einem Gewitter, durch Abwärtsbewegung, durch Tabakrauch, gegen 10 Uhr. Besserung in frischer Luft und nach reichlichem Urinabgang.

Indikationen: Gelsemium ist Hauptmittel bei Nackenkopfschmerzen, auch bei dumpfen Kopfschmerzen und Sehstörungen, bei Augenmuskellähmungen und Lidptosis. Gelsemium ist angezeigt bei grippalen Infekten mit starkem Zittern und großer Erschöpfung.

Graphites – Reißblei

Es wird der natürlich vorkommende Graphit verwendet.

Konstitution: Es handelt sich um blasse, fette, verstopfte, fröstelnde und traurige Menschen mit nässenden Hautausschlägen. Die Patienten sind beim Sprechen und Schreiben zerstreut.

Modalitäten: Verschlimmerung während und nach der Menstruation, Besserung durch Wärme.

Indikationen: Auf HNO-Gebiet hauptsächliche Anwendung bei Otitis externa mit nässenden oder krustigen Entzündungen der Gehörgangshaut, außerdem Rhagaden am Naseneingang, flüssiger Schnupfen und Wundheit an den Nasenlöchern. Graphites wird auch häufig bei Magenerkrankungen angewandt.

Hamamelis (Hamamelis virginica) – virginische Zaubernuß

Vorkommen in Amerika. Enthält Hamamelitannin und ätherische Öle.

Modalitäten: Verschlimmerung durch Wärme und durch feuchte Witterung.

Indikationen: Hamamelis ist angezeigt bei allen venösen Stauungen und venösen Blutungen, insbesondere auch bei Varizen. Auf HNO-Gebiet insbesondere bei Varizen der Rachenhinterwand und chronischer Pharyngitis, auch bei Varizen am Locus *Kiesselbachii* der Nasenscheidewand.

Hekla lava – Lava von dem isländischen Vulkan Hekla

Hekla lava enthält ein Gemisch aus Aluminium-, Magnesium- und Calciumsilikaten sowie Eisenoxid.

Indikationen: Hekla lava ist angezeigt bei Exostosen aller Art, insbesondere bei Gehörgangsexostosen und auch Exostosen oberhalb des Warzenfortsatzes.

Hepar sulfuris – Kalkschwefelleber

Verwendet werden die weißen inneren Bestandteile der Austernschalen und Schwefelblume.

Konstitution: Es handelt sich um Patienten mit lymphatischer Konstitution, mit Ausschlägen und Drüsenschwellung. Die Haut ist oft gelblich und ungesund. Es besteht ein Riß in der Unterlippe. Die Patienten sind allgemein depressiv.

Modalitäten: Verschlimmerung durch die geringste Berührung, durch kalte Luft und trockene, kalte Witterung. Besserung durch Wärme und durch feuchte Witterung. Es besteht eine Periodizität, die Symptome kommen regelmäßig wieder.

Indikationen: Hepar sulfuris ist eines der Hauptmittel bei Abszessen. Mit niederen Potenzen werden die Abszesse zur Reifung gebracht, mit hohen Potenzen zur Resorption. Hepar sulfuris kann daher bei Peritonsillarabszessen und Parapharyngealabszessen angewandt werden. Hepar sulfuris ist auch das Mittel der Wahl bei einer Angina mit drohendem Abszess. Weiter wird Hepar sulfuris beim einseitigen Schnupfen mit weißlichem, übelriechendem Sekret eingesetzt.
Bei Pseudokrupp ist Hepar sulfuris Mittel der Wahl, wenn der Anfall nach 5 Uhr morgens auftritt. Außerdem ist Hepar sulfuris das Hauptmittel beim Stimmritzenkrampf.

Histaminchlorid

Indikationen: Histaminchlorid ist eines der homöopathischen Antiallergiemittel. Es ist angezeigt bei Juckreiz und Hitzegefühl in den Augenlidern und in der Umgebung des Auges, insbesondere auch mit ticartigen Muskelkontraktionen. Außerdem besteht ein Jucken der Haut über der Nase. Der Rachen ist trocken, Fremdkörpergefühl im Kehlkopfbereich, Kloßgefühl.
Der Mund ist trocken.

Hydrastis (Hydrastis canadensis) – kanadische Gelbwurz

Vorkommen in Amerika. Enthält Berberin, Canadin und Hydrastin.

Modalitäten: Verschlimmerung nachts, durch Wärme und durch Bewegung. Besserung durch Druck und Ruhe.

Indikationen: Hydrastis ist eines der Hauptmittel bei chronischer Rhinitis und Sinusitis. Es ist besonders angezeigt bei schleimig-eitriger Sekretion, wenn das Sekret in den Rachen abfließt.
Es ist bewährt bei Sinusitis nach einem Schnupfen. Im Wechsel mit Kalium bichromicum ist Hydrastis ein wesentliches Mittel bei der Ozäna.

Hyoscyamus (Hyoscyamus niger) – Bilsenkraut

Vorkommen in Europa und Asien. Enthält die Alkaloide Hyoscyamin und Scopolamin.

Modalitäten: Verschlimmerung nachts, während der Regel, im Liegen, durch Kälte. Besserung durch Bücken und durch Wärme.

Indikationen: Hyoscyamus niger ist insbesondere angezeigt bei Hustenbeschwerden, die sich beim Hinlegen verschlechtern (»homöopathisches Codein«). Weiter ist Hyoscyamus angezeigt bei hypofunktioneller Dysphonie, um die Stimmbänder insgesamt zu kräftigen und die supraglottische Spannung abzubauen. Hyoscyamus in hohen Potenzen wirkt mehr auf die Psyche, insbesondere bei Delirien und es ist das Hauptmittel bei religiösen Wahnvorstellungen.
Hyoscyamus ist auch ein Mittel zur Behandlung von Narkoseschäden.

Hypericum (Hypericum perforatum) – Johanniskraut

Vorkommen in Europa, Asien und Amerika. Das Mittel enthält Hypericin.

Indikationen: Das Mittel ist hauptsächlich indiziert bei Nervenverletzungen aller Art, insbesondere auch bei Commotio cerebri. Es kommt auch bei Rekurrensparese nach Strumektomie in Frage.

Ignatia (Strychnos ignatii) – Ignazbohne

Vorkommen auf den Philippinen. Enthält Bruzin und Strychnin.

Konstitution: Die Ignatia-Patienten sind durch ihr Jammern häufig unbeliebt. Sie jammern ständig über alles und jeden. Die Patienten neigen zur Hysterie und Hypochondrie. Dementsprechend fällt oft eine ausgeprägte Diskrepanz zwischen objektiven Befunden und subjektiven Beschwerden auf.

Modalitäten: Verschlimmerung durch Kummer, Aufregung und Nikotin. Besserung durch Wärme.

Indikationen: Beschwerden aller Art, die plötzlich infolge von schwerer Kränkung auftreten. Karzinophobie, Globusgefühl ohne objektivierbaren Befund.
Schmerzen, die ständig wechseln. Kopfschmerzen nach Aufregung und starken Gerüchen.

Ipecacuanha (Uragoga ipecacuanha) – Brechwurzel

Wächst in Brasilien. Enthält Cephaelin und Emetin (Alkaloide).

Modalitäten: Verschlimmerung abends und nachts, durch Bewegung, Besserung durch Ruhe.

Indikationen: Hustenbeschwerden, die nachts regelmäßig schlimmer werden. Der Husten ist meist mit Erbrechen verbunden, Schleimrasseln. Die Zunge ist dabei auffallend normal und nicht belegt.

Iris (Iris versicolor) – buntfarbige Schwertlilie

Vorkommen in Nordamerika. Enthält Iridin.

Modalitäten: Auffallende Verschlechterung am Wochenende.

Indikationen: Die Sonntagsmigräne, Angina tritt regelmäßig am Wochenende auf. Auffallende häufige Konsultation von Sonntagsärzten.

Jodum – Jod, J_2

Konstitution: Abgemagerte Menschen dunkler Hautfarbe mit schwarzen Augen. Die Patienten sind ständig unruhig und ständig beschäftigt. Häufiger Heißhunger.

Modalitäten: Verschlimmerung durch Wärme, in Ruhe und bei leerem Magen. Besserung durch Kälte und Waschen in kaltem Wasser, bei Nahrungsaufnahme.

Indikationen: Wundmachender, wäßriger Schnupfen, Heiserkeit. Hyperthyreose. Jodum ist das Hauptmittel bei Heuasthma, insbesondere im Mai und Juni bei nachgewiesener Gräser-/Getreideallergie.

Kalium arsenicosum – Kaliumarsenit KAsO$_2$

Indikationen: Das Mittel wird zum Teil ähnlich wie Arsen angewandt. Im Sinne einer symptomatischen Indikation kann es gegeben werden bei Hausstaub-Milbenallergie sowie Tierhaarallergie mit Zwischenmitteln von Erbnosoden und Sulfur.
Außerdem ist es Mittel der Wahl bei hyperfunktioneller Dysphonie mit starker Verkrampfung der Patienten und es kann gegeben werden bei Patienten, die insgesamt stark frieren.

Kalium bichromicum – Kaliumdichromat, K$_2$Cr$_2$O$_7$

Modalitäten: Verschlimmerung gegen 3 Uhr morgens, durch kaltes Wetter, durch Kaffee. Besser durch feucht-warmes Wetter, tagsüber, durch Vornüberbeugen.

Indikationen: Schnupfen mit zähem, fadenziehendem Sekret.
Sinusitis mit ausgeprägten Oberkieferschmerzen und Druck über den Nasenwurzeln. Herpangina.

Kalium bromatum – Kaliumbromid, KBr

Modalitäten: Verschlimmerung durch Wärme, durch Überhitzung.
Besserung durch Umhergehen und durch Ablenkung.

Indikationen: Kalium bromatum ist das Erstmittel bei unspezifischer Lymphadenitis colli als Resorptionsmittel. Es kann auch angewandt werden bei Furunkulose und Acne vulgaris.

Kalium carbonicum – Kaliumcarbonat, Pottasche, K$_2$CO$_3$

Konstitution: Es handelt sich um schwächliche, anämische, extrem blasse, schnell ermüdbare Menschen. Es besteht eine ausgeprägte Abneigung gegen das Alleinsein und eine panische Angst vor Luftzug. Fenster müssen ständig geschlossen sein.

Modalitäten: Auffallende Verschlechterung um 3 Uhr morgens, nach Zugluft, bei kaltem Wetter. Besserung bei Wärme und während des Tages, ebenso durch Vornüberbeugen.

Indikationen: Krankheiten, die nachts gegen 3 Uhr auftreten mit Herzschmerzen. Ödeme der oberen Augenlider. Ständige Erkältungsneigung, schwitzt leicht. Heftiger Husten mit Auswurf, der nicht herauskommt.

Kalium jodatum – Kaliumjodid, KJ

Indikationen: Kalium jodatum ist ein Resorptionsmittel, was zwar lange Zeit braucht, dann aber langfristig gut wirkt, insbesondere bei lang dauernder chronischer Sinusitis, auch z.B. bei chronischer Verschleimung im Rachenraum, die ansonsten therapieresistent ist. Außerdem kann das Mittel angewandt werden bei Aktinomykose.

Kalium muriaticum – Kaliumchlorid, KCl

Indikationen: Mukotympanon. Allgemein bei weiß-braunem, dickem, faserstoffhaltigem Schleim. Auch bei diffuser Halslymphknotenschwellung. Es handelt sich um ein Resorptionsmittel.

Kalium phosphoricum – Kaliumphosphat, KH$_2$PO$_4$

Modalitäten: Verschlimmerung durch Wärme, am Abend und in kleinen Zimmern. Besserung im Freien und in frischer Luft.

Indikationen: Erschöpfungs- und Schwächezustand nach Infektionen. Heuschnupfen mit starken Hustenattacken, vor allem nachts.

Kreosotum

Destillat des Buchenholzteeres. Enthält Phenol, Guajacol, Kreosol und Kresol. Eng verwandt mit Acidum carbolicum.

Konstitution: Lebensüberdrüssige, verzweifelte, depressive Patienten. Sehr schreckhaft. Neigung zu übelriechenden Absonderungen aller Art. Rheumatische Beschwerden, die sich durch Bewegung bessern.

Indikationen: Otitis externa mit übelriechenden Absonderungen, Tinnitus, Hörstörung, Heiserkeit und Schmerzen im Kehlkopf. Krampfhafter Husten mit Erbrechen. Ekzeme mit heftigem Juckreiz und Rhagaden. Karies mit schwarzen Zähnen, Zahnungsbeschwerden bei Kindern.
Metastasierende Karzinome mit starker Geruchsbelästigung.

Lac caninum – Hundemilch

Modalitäten: Krankheiten mit Seitenwechsel. Typisch ist ein ständiger Seitenwechsel, die Krankheit tritt nie beidseits gleich auf.

Indikationen: Einseitige bzw. wechselseitige Verstopfung der Nase, wobei die verstopfte Nasenseite nichts mit der Kopflage zu tun hat. Außerdem Kopfschmerzen mit Seitenwechsel. Angina mit ständigem Seitenwechsel.

Lachesis (Lachesis muta) – Buschmeister

Die sehr giftige Schlange kommt in Mittel- und Südamerika vor.
Enthält Hämolysine und Hämagglutinine.

Konstitution: Lachesispatienten sind magere, nervöse, cholerische Patienten, die vor allem bei Föhnwetter und plötzlicher Wärme in der Praxis erscheinen. Sie zeichnen sich durch eine gewisse Falschheit aus. Sie reden ununterbrochen ohne jeden Zusammenhang. Dabei schimpfen sie sehr gern auf vorbehandelnde Ärzte. Lachesispatienten leiden häufig unter einer ausgeprägten Eifersucht.

Modalitäten: Verschlimmerung nach Schlaf, »schläft sich in die Verschlimmerung hinein«, durch Wärme, durch Zusammenschnürung, vor der Regel. Besserung durch Körperausscheidungen. Lachesis ist ein ausgesprochen linksseitiges Mittel und ist das Heilmittel der Wahl, wenn Beschwerden bzw. Krankheiten von links nach rechts ziehen.

Indikationen: Lachesis ist ein sehr stark wirkendes homöopathisches Mittel. Es kann bei septischen Zuständen angewandt werden. Lachesis ist Bestandteil der Dreierspritze, dem »homöopathischen Antibiotikum« (Echinacea D4, Lachesis D12 und Pyrogenium C30) und kann bei hochfieberhaften Infekten aller Art angewandt werden. Es ist insbesondere auch ein gutes Mittel bei linksseitiger Angina und linksseitiger Mittelohrentzündung. Außerdem hilft

Lachesis bei linksseitigen Kopfschmerzen, die durch Wärme schlimmer werden.

Lobelia (Lobelia inflata) – indianischer Tabak

Enthält die Alkaloide Lobelin, Lobelamin und Lelobin.

Indikationen: Lobelia ist ein ideales Mittel bei Krankheiten, die durch Tabakrauch verursacht werden, insbesondere auch, um dem Patienten den Nikotingenuß abzugewöhnen. Sehr vielen Patienten schmeckt die Zigarette plötzlich nicht mehr, wenn sie gleichzeitig Lobelia D4 einnehmen.

Luesinum

Es handelt sich um eine Nosode und wird aus den Sekreten luetischer Geschwüre hergestellt. Es ist eine der drei großen Erbnosoden (Luesinum, Tuberkulinum und Medorrhinum).

Modalitäten: Verschlimmerung nachts, durch Feuchtigkeit und am Meer. Besserung tagsüber, bei langsamer Bewegung und im Gebirge.

Indikationen: Luesinum kommt als Zwischenmittel bei chronischen Krankheiten in Frage, insbesondere bei adenoiden Vegetationen und chronischer Tonsillitis. Luesinum ist das Mittel der Wahl bei angeborenen Erkrankungen, insbesondere beim angeborenen Schnupfen. Bei chronischen Krankheiten von Adoptivkindern hilft sehr oft Luesinum.

Luffa (Luffa operculata)

Vorkommen in Mittel- und Südamerika. Enthält Cucurbitacin-Glykoside.

Indikationen: Akute Rhinitis mit wäßrigem bzw. weißlichem Nasensekret, aber auch bei chronischer trockener Rhinitis mit ausgeprägter Borkenbildung.

Lycopodium (Lycopodium clavatum) – Bärlapp

Kommt überall vor, es handelt sich um praktisch die älteste noch vorkommende Pflanze bei uns. Enthält Clavatin und Lycopodin. Es handelt sich um ein Polychrest.

Konstitution: Lycopodiumpatienten begegnen uns in der Praxis recht häufig. Den ersten Hinweis auf einen Lycopodiumpatienten haben wir bereits, wenn wir den Patienten noch gar nicht gesehen haben. Die Namen sind relativ häufig auffallend, so haben die meisten Lycopodiumpatienten auffallenderweise ein »Y« im Namen, es handelt sich um Vogelnamen, Namen mit »Mann« oder »Herr«, Namen mit Adelstiteln, Doppelnamen und auffallend klingende Namen. In der Regel handelt es sich um Privatpatienten. Lycopodiumpatienten stehen meistens relativ hoch in der gesellschaftlichen Hierarchie, in bestimmten Berufsgruppen finden sich zu weit über 50 % Lycopodiumpatienten, so bei Politikern, Juristen, Pfarrern, Dirigenten usw. An der Anmeldung in der Praxis gibt ein Lycopodiumpatient seinem Ärger Ausdruck, wenn er warten muß. Diesen Ärger gibt er aber nicht an den Arzt weiter, dazu ist er zu feige. Er versucht überhaupt immer, dem Ärger aus dem Wege zu gehen, will aber hintenherum nach oben gelangen. Lügen fällt dem Lycopodiumpatienten nicht schwer, allerdings nur, wenn er damit rechnet, sicher nicht erwischt zu werden. Die Lycopodiumpatienten sind relativ gut angezogen und legen viel Wert auf den äußeren Schein. Sie leiden praktisch alle unter Verdauungsstörungen und essen sehr gern Süßigkeiten, auch sind sie dem Alkohol nicht abgeneigt. Sie kränken sehr gern andere Menschen, reagieren selber aber auf Kränkung sehr empfindlich. Lycopodiumkinder können beim Spielen nicht verlieren.

Modalitäten: Verschlimmerung von 16–20 Uhr, durch Schlaf.
Besserung im Freien, durch Bewegung, durch warme Speisen und Getränke, insbesondere durch Süßigkeiten. Lycopodium ist ein ausgesprochen rechtsseitiges Mittel und hilft gut bei Krankheiten, die von rechts nach links wandern (Lachesis umgekehrt).

Indikationen: Lycopodium kann bei fast allen Krankheiten in Frage kommen, wenn ein Lycopodiumtyp dahintersteckt. Insbesondere ist Lycopodium Mittel der Wahl beim Heuschnupfen, bei chronischen Schnupfenbeschwerden ohne Geruchsstörung, bei rechtsseitigem Tinnitus, bei rechtsseitiger Angina und rechtsseitiger Otitis media. Häufig ist Lycopodium auch Mittel der Wahl, wenn subjektiv ein sehr großer Krankheitsdruck besteht, der sich aber nur kaum objektivieren läßt.

Mater perlarum (Conchiolinum) – Perlmutt

Indikationen: Chronischer Tubenkatarrh, insbesondere langandauerndes Mukotympanon. Außerdem kann Mater perlarum angewandt werden bei Wachstumsstörungen der Kinder.

Medorrhinum

Medorrhinum ist eine Erbnosode, die aus dem Trippergift des akuten und chronischen Stadiums gewonnen wird.

Konstitution: Unruhige Menschen, die in ständiger Eile sind.
Sie sind sehr vergeßlich. Leicht reizbar und hypersensibel. Sie neigen zu Alkoholgenuß und stimulierenden Mitteln. Die Konstitution von Medorrhinum findet sich häufig bei US-Amerikanern.

Modalitäten: Verschlimmerung tagsüber, besonders am Vormittag, durch Denken an seine Beschwerden, im Gebirge, bei Hitze und während eines Gewitters.
Besserung nachts, beim Liegen auf dem Bauch, bei feuchtem Wetter und am Meer.

Indikationen: Chronische Krankheiten benötigen als Zwischenmittel häufig Medorrhinum, insbesondere adenoide Vegetationen oder die chronische Tonsillitis, ebenso die chronische Sinusitis. Medorrhinum kann auch angezeigt sein bei doppelseitiger hochgradiger Schwerhörigkeit.

Melilotus (Melilotus officinalis) – Steinklee

Vorkommen in Europa und Asien. Enthält Cumarin (ein Glykosid).

Modalitäten: Verschlimmerung der Beschwerden durch Regenwetter, bei drohendem Sturm, durch Bewegungen um 16 Uhr. Besserung durch Nasenbluten.

Indikationen: Melilotus ist das Mittel der Wahl, wenn sehr starke Kopfschmerzen durch Nasenbluten gebessert werden.

Mercurius bijodatus – Quecksilberjodid, HgJ$_2$

Indikationen: Ähnlich wie Mercurius solubilis, allerdings mit stärkerer resorptiver Komponente wegen des Jodanteils. Das Mittel kann gegeben werden bei chronischer Eiterung der Tonsillen bei Erwachsenen, auch bei lang andauernder Rhinitis und Sinusitis mit anderen Hinweisen auf Quecksilber.

Mercurius solubilis

Es handelt sich um eine Mischung von Mercurioamidonitrat NH$_2$Hg$_2$NO$_3$ mit Quecksilber und Mercurooxyd Hg$_2$O.

Konstitution: Der Mercuriustyp ist ein Lymphatiker, der ständig friert. Er hat starken Mundgeruch. Er ist sehr zugempfindlich und neigt leicht zu Schnupfen und rheumatischen Beschwerden mit nächtlichem Schweiß. Der Mercurtyp ist ängstlich, leicht aufbrausend und hastig überstürzt.

Modalitäten: Verschlimmerung nachts und durch Bettwärme, durch Bewegung, durch kalte Luft, durch feuchtes und regnerisches Wetter und durch Schwitzen. Besserung durch Ruhe.

Indikationen: Mercurius solubilis ist das Hauptmittel bei akuter eitriger Angina, auch mit Ulzerationen und Gangränneigung. Mercur folgt gelegentlich bei akuten Entzündungen auf Belladonna. Außerdem ist Mercurius solubilis Mittel der Wahl bei langandauernden Halslymphknotenschwellungen.
Bei Krankheiten der Speicheldrüsen, z.B. bei der Sialolithiasis und Sialadenose der Glandula parotis oder submandibularis ist meistens Mercurius das Mittel erster Wahl.

Anmerkung: Ein Großteil unserer Patienten leidet infolge der zahnärztlichen Versorgung an einer Quecksilbervergiftung. Wenn bei einem Patienten Mercurius solubilis sehr häufig angezeigt ist, ist dies verdächtig für eine entsprechende Vergiftung und muß abgeklärt werden (vgl. Seite 97).

Mezereum (Daphne mezereum) – gemeiner Seidelbast

Vorkommen in Europa und Asien. Enthält Daphnin und Daphnetoxin sowie Umbelliferron.

Modalitäten: Verschlimmerung nachts, durch Berührung und durch Bewegung.

Indikationen: Hartnäckiges Ohrenjucken, insbesondere bei alten Menschen. Chronische Hautausschläge, die immer wieder im Sommer auftreten. Herpes zoster und Zoster oticus und zosterähnliche Ekzeme.

MKS-Nosode – Nosode der Maul- und Klauenseuche

Indikationen: MKS-Nosode kann als Erstmittel bei allen Krankheiten verabreicht werden, die die Symptome einer Maul- und Klauenseuche haben. Dazu gehört insbesondere die Stomatitis aphthosa.

Natrium muriaticum – Kochsalz, NaCl

Es handelt sich um eines der Polychreste in der Homöopathie.

Konstitution: Die Patienten fallen dadurch auf, daß sie stark depressiv wirken, als ob sie sich entschuldigen wollten, daß sie überhaupt da sind.
Sie neigen zu Hypochondrie, Trost verschlimmert fast immer. Die Patienten

wirken insgesamt sehr schwach. Natrium muriaticum-Kinder verstecken sich hinter der Mutter. Es besteht ein großes Verlangen nach Salz. Die Patienten sind meistens untergewichtig. Sie wollen ihre Ruhe.

Modalitäten: Verschlimmerung durch körperliche oder geistige Beschäftigung, nach der Regel, durch Hitze, am Meer, gegen 10 Uhr morgens, durch tröstenden Zuspruch. Die Beschwerden nehmen typischerweise mit dem Lauf der Sonne zu und wieder ab.
Besserung beim Liegen, bei leerem Magen, beim Waschen und kalten Bädern.

Indikationen: Auf HNO-Fachgebiet insbesondere Sinusitis frontalis mit starken Schmerzen im Stirnbereich.
Das Mittel ist auch angezeigt bei chronischen Schmerzen in diesem Bereich. Natrium muriaticum ist auch ein Ekzemmittel, insbesondere bei Ekzemen im Nackenbereich. Stockschnupfen mit Hustenreiz und Kitzelhusten. Ekzeme hinter den Ohren und an der Stirn-Haargrenze, Asthma bronchiale.

Nux vomica (Strychnos nux vomica) – Brechnußbaum

Vorkommen in Indien und Australien. Enthält Bruzin und Strychnin. Es handelt sich wiederum um eines der Polychreste in der Homöopathie.

Konstitution: Der Nux vomica-Patient fällt häufig bereits durch den Händedruck auf, der extrem fest ist.
Die Patienten sind sehr warm angezogen und frieren sehr stark. Sie sind meistens mager, das Gesicht ist häufig schmutziggelb. Sie sind sehr geräuschempfindlich. Sie neigen dazu, sich zu produzieren und fahren z.B. relativ teure Autos. Sie sind ständig gehetzt

und essen viel zu rasch, wegen des Schweregefühls im Magen nach den Mahlzeiten benötigen sie Alkohol. Der Nux vomica-Patient neigt zu ungesunder Ernährung, zu Alkohol und zum Rauchen. Er weiß dies, gegen die Folgen nimmt er gerne reichlich Medikamente ein.

Modalitäten: Verschlimmerung morgens, gleich nach dem Erwachen, nach den Mahlzeiten, durch Kälte und durch Berührung. Besserung abends, bei starkem Druck und feuchtem Wetter.

Indikationen: Nux vomica ist häufig gut als erstes Mittel nach längerer allopathischer Behandlung, um die Reizantwort auf homöopathische Mittel zu erhöhen. Nux vomica kann bei Stockschnupfen mit Trockenheit der Nase und gelegentlichem Nasenbluten angezeigt sein. Der Schnupfen ist typischerweise besser im Freien und schlimmer in geschlossenen Räumen.

Okoubaka (Okoubaka aubrevillei)

Pflanze in Westafrika

Indikationen: Okoubaka ist ein Mittel zur Entgiftung. Es kann nach Intoxikationen eingesetzt werden. Hierzu zählt auch eine lange allopathische Medikation, insbesondere die häufige Antibiotikagabe.
Okoubaka ist das Hauptmittel bei Nahrungsmittelallergien. Bei Durchfällen mit Übelkeit und Erbrechen ist es oft angezeigt. Okoubaka kann prophylaktisch in tropischen Ländern angewandt werden, wenn mit einem Durchfall gerechnet werden muß.

Petroleum – Steinöl

Modalitäten: Verschlimmerung im Winter und in kalter Luft, vor und während eines Gewitters, beim Fahren im Auto, durch fette Speisen. Besserung in warmer Luft und beim Essen.

Indikationen: Petroleum ist eines der wichtigsten Mittel bei Tinnitus, insbesondere wenn ein Klingeln oder ein pulssynchroner Tinnitus angegeben wird.
Außerdem kann das Mittel bei Ekzemen der behaarten Kopfhaut und Ekzemen hinter den Ohren angewandt werden.

Phosphor – gelber Phosphor, P

Es handelt sich um eines der Polychreste.

Konstitution: Die Phosphorpatienten sind meistens blond, relativ groß und schlank, das Gesicht ist lang und mager.
Sie sind sensibel und besitzen eine lebhafte Intelligenz. Sie produzieren sich gern vor andern Menschen, Schauspieler sind häufig Phosphortypen.
Sie reagieren sehr empfindlich auf äußere Einflüsse wie Lärm, Tabakrauch und Gestank. Sie neigen gelegentlich zum Größenwahn.

Modalitäten: Verschlimmerung während eines Gewitters, durch geistige Anstrengung, durch kalte Luft. Besserung durch kalte Speisen und kaltes Wasser.

Indikationen: Phosphor ist das erste Mittel bei Nasenbluten.
Außerdem ist es das erste Mittel bei der funktionellen Aphonie und abendlicher Heiserkeit.

Phytolacca (Phytolacca americana) – Kermesbeere

Enthält Phytolaccatoxin, ein Saponin.

Modalitäten: Verschlimmerung nachts, durch Druck, durch Aufenthalt in Kälte. Besserung im Liegen.

Indikationen: Typisch für Phytolacca sind aufsteigende Infekte. Die Phytolaccaangina zeichnet sich durch den Schleimhautbefund im Rachen aus, der Rachen ist dunkelrot, typischerweise bestehen starke Ohrenschmerzen ohne objektivierbare Symptome am Ohr. Phytolacca hat eine Wirkung auf die weibliche Brustdrüse, durch Phytolacca D4 wird die Milchsekretion unterdrückt, durch Phytolacca D12 angeregt. Daher ist bei schwangeren oder stillenden Frauen Vorsicht angezeigt.

Platin – Platinum metallicum, Pt

Konstitution: Es handelt sich meistens um Frauen mit hochmütigem, stolzem und anmaßendem Charakter.
Sie sind überempfindlich gegenüber der kleinsten Kritik. Es besteht eine nymphomanische Veranlagung. Die Patienten neigen zu Hysterie und zu extremen Verkrampfungen, sämtliche Muskeln werden genau unter Kontrolle gehalten. Es ist unmöglich, die Patienten warten zu lassen, sie bestehen auf ihrem exakten Termin, ansonsten wechseln sie sofort den Arzt. Verordnete Medikamente werden nicht eingenommen, insbesondere kein Platin. Das Mittel muß den Frauen unter einem Vorwand verabreicht werden.

Modalitäten: Verschlimmerung abends und nachts, durch Ruhe.
Besserung in frischer Luft und durch Bewegung.

Indikationen: Kloßgefühl infolge der extremen Verspannung der Patienten. Migräneartige Kopfschmerzen ebenfalls infolge der Verspannung. Es können nur Hochpotenzen verabreicht werden, die Verordnung von Platin zum Einnehmen ist praktisch immer sinnlos.

Plumbum metallicum – metallisches Blei, Pb

Modalitäten: Verschlimmerung durch Berührung und durch Bewegung. Besserung durch starken Druck, bei Koliken durch Zusammenkrümmen.

Indikationen: Plumbum metallicum ist das klassische Mittel bei der Mumps-Parotitis.

Psorinum

Psorinum ist eine wichtige Nosode. Sie wird aus der serösen eitrigen Flüssigkeit eines Krätze-Ausschlags gewonnen.
Konstitution: Psorinumpatienten zeichnen sich durch ein extremes Frieren aus. Sie laufen im Sommer mit einem Pelzmantel herum. Der Patient ist schwächlich, er hat ein blasses, kränkliches Gesicht und häufig Ausschläge. Der Psorinumpatient hat meistens schlechte Laune, wegen seiner Schwäche kann er nichts unternehmen. Er ist ständig hungrig und muß auch nachts essen.
Er hat oft einen Juckreiz.

Modalitäten: Verschlimmerung durch Kälte, im Winter, vor Gewitter, durch Kaffee. Besserung durch Wärme, beim Liegen, beim Essen, durch starken Druck.

Indikationen: Häufige Anginen beim geringsten Luftzug. Heuschnupfen mit Asthma und Ekzemen. Chronische Otitis media mit stinkendem Eiter. Chronischer Husten mit grünlicher Expektoration im Wechsel mit einem Hautausschlag. Innenohrschwerhörigkeit.

Pulsatilla (Pulsatilla pratensis) – Wiesenküchenschelle

Vorkommen in Europa und Asien. Eines der Polychreste. Enthält das Alkaloid Protoanemonin.

Konstitution: Es handelt sich meistens um Frauen mit blassem Gesicht, blonden Haaren und blauen Augen. Sie weinen relativ schnell beim Erzählen ihrer Beschwerden. Die Frauen frösteln viel, haben keinen Durst. Meistens liegen Periodenstörungen aller Art vor. Sie können nie nein sagen. Auffallenderweise verschwinden während einer Schwangerschaft praktisch alle Krankheitserscheinungen, die Schwangerschaften verlaufen unproblematisch. Die Pulsatillafrauen haben daher oft viele Kinder. Pulsatillamänner sind sehr schüchtern, haben insbesondere Angst vor Frauen.

Modalitäten: Verschlimmerung durch Hitze, im warmen Zimmer, durch fette Speisen, durch Ruhen, abends und nachts. Besserung in frischer Luft und durch kalte äußere Anwendungen. Das Mittel hat eine Beziehung zur rechten Seite.

Indikationen: Pulsatilla ist das erste Mittel bei Mittelohrentzündungen bei Kindern und Frauen. Außerdem kann Pulsatilla bei entsprechenden Typen mit Kopfschmerzen, Migräne und Gesichtsneuralgie angewandt werden. Der Pulsatillaschnupfen ist typischerweise einseitig, übelriechend, dickes gelbes Sekret. Der Pulsatillahusten ist trocken und krampfartig mit zähem, schleimi-

gem, bitterschmeckendem Sekret und Harnabgang beim Husten.
Für Pulsatillarheuma ist typisch, daß kalte Anwendungen bessern.

Pyrogenium

Es handelt sich um ein Zersetzungsprodukt aus Ochsenfleisch.

Modalitäten: Besserung durch Wärme, gelegentliche Besserung durch Bewegung.

Indikationen: Hochfieberhafte Infektionen. Es ist Bestandteil der Dreierspritze (Echinacea D4, Lachesis D12 und Pyrogenium C30).

Radium bromatum – $RaBr_2$

Der Stoff hat neben seiner chemischen Wirkung eine radioaktive Strahlung.

Indikationen: Radium bromatum wird eingesetzt bei Karzinompatienten, die bestrahlt werden. Es mindert die Strahlenfolgen erheblich.

Anmerkung: Der Verkauf in Apotheken ist in der Bundesrepublik Deutschland verboten. Das Mittel kann aber über Österreich bezogen werden. Die Einfuhr ist legal.

Rhus toxicodendron – Giftsumach

Vorkommen in Amerika. Enthält Urushiol, ein Brenzkatechinderivat.

Modalitäten: Verschlimmerung durch Ruhe, durch kaltes, feuchtes, regnerisches Wetter, nachts, besonders nach Mitternacht. Besserung durch Bewegung, durch Wechseln der Lage, durch warmes, trockenes Wetter, durch warme Anwendungen.

Indikationen: Rhus toxicodendron ist bei allen Krankheiten angezeigt, die den Patienten nachts aus dem Bett heraustreiben. Er kann nicht ruhig sein, er muß sich ständig bewegen. Diese Modalität trifft häufig auf Allergien zu, insbesondere auf das endogene Ekzem mit starkem Juckreiz nachts. Typisch für Rhus toxicodendron sind bläschenartige und herpetiforme Effloreszenzen.
Auch bei rheumatischen Krankheiten, bei denen der Patient nachts im Bett keine Ruhe findet, ist Rhus toxicodendron angezeigt.

Rumex crispus – krauser Ampfer

Vorkommen in Europa und Asien. Enthält Chrysophansäure und Emodin.

Modalitäten: Verschlimmerung durch kalte Luft und Kälte, in den Abendstunden. Besserung durch Wärme und durch das Vermeiden der Einatmung von kalter Luft.

Indikationen: Reiz- und Kitzelhusten, wobei typischerweise Schmerzen hinter dem Brustbein auftreten. Anhaltender Husten bei tieferem Atmen sowie beim Sprechen.

Sabadilla (Schoenocaulon officinale) – mexikanisches Läusekraut

Vorkommen in Mexiko. Enthält Sabadin und Veratrin.

Modalitäten: Verschlimmerung durch Kälte, Besserung durch Wärme.

Indikationen: Im Sinne einer symptomatischen Indikation bei Hausstaub-Milbenallergie und Tierhaarallergie.

Typisch ist reichlicher, dünner, klarer Schleim aus der Nase. Niesen mit stechendem Kopfschmerz über den Augen. Die Nasenlöcher sind wechselseitig verstopft. Gelegentlich auch Nasenbluten. Räusperzwang. Kurzer und trockener Husten, vor allem im Liegen.

Sambucus nigra – schwarzer Holunder

Vorkommen in Europa und Asien. Enthält das Glykosid Sambunigrin.

Indikationen: Sambucus nigra ist das Hauptmittel beim Säuglingsschnupfen. Typisch sind entzündlich-katarrhalische Prozesse der Schleimhäute mit Ödemen und starken Schweißen.

Secale cornutum (Claviceps purpurea) – Mutterkornpilz

Vorkommen in Europa, Afrika und Asien. Enthält Ergometrin, Ergotamin und Ergocristin. Ein häufiges, auch in der Schulmedizin verwandtes Medikament.

Modalitäten: Verschlimmerung durch Wärme, durch warmes Zudecken und durch Bewegung. Besserung durch Kälte und durch Aufdecken der kranken Körperteile.

Indikationen: Zerebrale Durchblutungsstörungen, insbesondere mit Ohrensausen und Schwindel. Dabei typisch auch Pelzigkeitsgefühl im Ohrenbereich, gelegentlich auch Ameisenlaufen.

Sepia (Sepia officinalis) – Tintenfisch

Vorkommen im Atlantik und im Mittelmeer. Enthält den Farbstoff Melanin sowie Calcium carbonicum, Magnesium carbonicum, Natrium sulfuricum und Kochsalz sowie Eisen.

Konstitution: Es handelt sich meistens um Frauen mit dunklen Haaren und blauen Augen, typischerweise haben sie gelb-braune Flecken im Gesichtsbereich. Sie neigen zu einer starken Schweißbildung unter den Achseln. Sie haben oft einen Oberlippenbart. Häufig liegt eine Depression vor. Die Familie kann den Sepiafrauen gelegentlich völlig gleichgültig sein. Die Lieblingsfarbe ist auffallenderweise blau, auch fühlen sich Sepiapatienten am Meer sehr wohl. Sepiafrauen nehmen oft dominierende Stellungen im Geschäftsleben ein.

Modalitäten: Verschlimmerung morgens und abends, bei Neu- und Vollmond. Besserung nachmittags durch körperliche Bewegung. Sepia ist bevorzugt ein linksseitiges Mittel.

Indikationen: Erschöpfungszustand bei Sepiafrauen, Kopfschmerzen und Migräne bei Sepiafrauen. Chronische Tonsillitis bei Sepiafrauen. Linksseitige chronische Otitis oder chronische Sinusitis.

Silicea (Acidum silicicum) – Kieselsäure, $SiO_2 \cdot x\,H_2O$

Konstitution: Es handelt sich um Patienten, die sehr stark frieren und sich grundsätzlich warm anziehen müssen. Sie neigen zu ausgesprochenen Schweißfüßen. Typischerweise treten Beschwerden in etwa vierwöchigem Rhythmus auf, unabhängig von der

Menstruation. Es besteht häufig eine Schwitzneigung an Kopf, Hals, Nacken und im Gesicht.
Die Haut ist blaß. Die Mandeln sind häufig verdickt. Die Patienten neigen häufig zu einer Eiterbildung.

Modalitäten: Extreme Kälteempfindlichkeit, Verschlimmerung durch Kälte, während der Regel, auffallenderweise bei Neu- und Vollmond, durch Geräusch und Licht. Besserung durch Wärme.

Indikationen: Silicea ist eines der Hauptmittel bei Eiterungen aller Art. So ist die chronische eitrige Tonsillitis häufig eine Indikation von Silicea, insbesondere bei vergrünenden Streptokokken.
Ansonsten wird Silicea bei Fistelbildungen mit und ohne Eiterung aller Art angewandt, so auch bei medianen und lateralen Halsfisteln.
Ebenso ist Silicea angezeigt bei der chronischen Mittelohrentzündung. Außerdem wird Silicea oft bei Folgekrankheiten von Impfungen gegeben.

Solidago (Solidago virgaurea) – echte Goldrute

Vorkommen in Europa, Afrika und Asien. Enthält Quercetin, ein Saponin.

Indikationen: Harnsaure Diathese, chronische Nierenerkrankungen. Auf HNO-Gebiet wird Solidago eingesetzt, wenn eine harnsaure Diathese als Ursache einer Erkrankung angenommen wird. Insbesondere bei langdauerndem Tubenkatarrh kann ein Drainagemittel wie Solidago angezeigt sein.

Spigelia (Spigelia anthelmia) – Wurmkraut

Vorkommen in Südamerika und Indien. Enthält Spigeliin, ein Alkaloid.

Modalitäten: Verschlimmerung durch Bewegung, durch Berührung und durch Geräusche. Besserung durch Liegen auf der rechten Seite und durch beständigen Druck.
Spigelia ist ein linksseitiges Mittel.

Indikationen: Spigelia ist insbesondere angezeigt bei Schmerzen im Bereich der linken Stirnhöhle, wobei der Schmerzpunkt exakt lokalisiert werden kann.
Auffallenderweise werden die Schmerzen gebessert durch Liegen auf der rechten Seite und mit hochgelagertem Kopf. Das Mittel kann auch bei Trigeminusneuralgie im entsprechenden Bereich angezeigt sein.

Spongia (Euspongia officinalis) – Badeschwamm

Vorkommen im Atlantik und im Mittelmeer. Enthält Jodide und andere anorganische Salze.

Modalitäten: Verschlimmerung durch Aufwärtssteigen, durch Wind, vor Mitternacht, bei Vollmond. Besserung bei Abwärtssteigen und bei Liegen mit erhöhtem Kopf.

Indikationen: Heiserkeit, wenn der Kehlkopf berührungsempfindlich und beim Schlucken schmerzhaft ist. Trockene Bronchitis, wenn keine Rasselgeräusche vorhanden sind. Bei Pseudokrupp ist Spongia eines der Hauptmittel. Husten wird besser durch warme Getränke.

Staphisagria (Delphinium staphisagria) – Stefanskraut

Vorkommen in Südeuropa. Enthält Delphinin, ein Alkaloid.

Konstitution: Jähzorniger Mensch, der gegen die geringste Kränkung extrem empfindlich ist. Es besteht eine ständige Zukunftsangst.

Modalitäten: Verschlimmerung durch Zorn, durch Nikotin, durch Berührung der erkrankten Körperteile, bei Neumond. Besserung nach dem Frühstück und durch Ruhe.

Indikationen: Staphisagria ist angezeigt nach Krankheiten, die durch eine extreme Kränkung hervorgerufen werden. Staphisagria ist das Hauptmittel nach Schnittverletzungen und daher praktisch auch nach jeder Operation indiziert. Bei Gerstenkörnern und Hagelkörnern hilft Staphisagria fast immer. Typisch ist ein Ekzem, aus dem eine scharfe Flüssigkeit läuft.

Sticta pulmonaria – Lungenkraut

Kommt überall vor. Enthält Stictinsäure und Bitterstoffe.

Modalitäten: Verschlimmerung nachts und durch Kälte, Besserung durch Aufsitzen.

Indikationen: Es handelt sich hauptsächlich um Infekte, die absteigen. Häufiger Reizhusten, der von einem Nasenkatarrh ausgeht.

Stramonium (Datura stramonium) – gemeiner Stechapfel

Kommt überall vor. Enthält Atropin, Hyoscyamin und Scopolamin.

Modalitäten: Verschlimmerung in der Dunkelheit, beim Alleinsein, beim Schlucken und nach Schlaf. Besserung bei Licht, in Gesellschaft und durch Wärme.

Indikationen: Stramonium ist das Hauptmittel beim Stottern. Ansonsten wird Stramonium bei Krankheiten gebraucht, die mit einer extremen Symptomatik einhergehen. Wenn beim Husten z.B. »das Haus wackelt«.

Sulfur – Schwefel, S

Es handelt sich um ein Polychrest.

Konstitution: Der Sulfurtyp begegnet uns relativ häufig. Er ist meist gut genährt, robust und zeigt äußerlich eine gute Gesundheit. Er wirkt sehr lässig, die Körperhaltung ist schlaff. Die Haut ist insgesamt sehr warm, das Gesicht ist rot. Wegen der Wärme muß er nachts die Füße zum Bett herausstrecken. Gegen 11 Uhr muß er beim Arbeiten unbedingt eine Pause einlegen und etwas essen. Die Lippen sind häufig extrem rot. Der Sulfurpatient neigt zu Ekzemen aller Art. Er wäscht sich ungern, daran lassen sich kleine Kinder häufig schon als Sulfurtyp erkennen. Wasser verschlechtert viele Beschwerden. Er liebt besonders Süßigkeiten und Alkohol. Er ist allgemein relativ schlampig und neigt dazu, nur Arbeiten durchzuführen, die er gern macht. Er läßt sich nicht zu unbequemen Arbeiten zwingen. Er neigt zum Philosophieren und geistreichen Debattieren. Er ist der »Philosoph in Lumpen«.

Modalitäten: Verschlimmerung durch Bettwärme, durch sich waschen, morgens nach dem Aufstehen, um 11 Uhr und um 12 Uhr. Besserung durch trockenes und warmes Wetter.

Indikationen: Sulfur paßt bei allen möglichen Erkrankungen, wenn es sich bei dem Patienten um einen Sulfurtyp handelt. Es ist häufig ein Gegenmittel nach langwieriger Antibiotikagabe. Sulfur ist häufig ein Zwischenmittel bei chronischen Schnupfenbeschwerden und bei Allergien. Sulfur gilt als allgemeines Erholungsmittel nach grippalen Infekten und sonstigen Infektionskrankheiten.
Es besteht häufig ein Stockschnupfen, zum Teil auch ein wundmachender, brennender Schnupfen.
Chronische Entzündung der Stimmbänder kann Sulfur sein. Bei Ekzemen aller Art kann Sulfur verabreicht werden, allerdings mit großer Vorsicht, da sehr leicht massive Erstverschlechterungen auftreten können.

Sulfur jodatum – Jodschwefel, S_2J_2

Indikationen: Sulfur jodatum ist stark mit dem Schwefel verwandt. Hinzukommt die Resorptionskomponente des Jods. Sulfur jodatum kann als Resorptionsmittel bei einer chronischen Sinusitis helfen. Es kann auch eingesetzt werden bei chronisch geschwollenen Lymphknoten.

Symphytum (Symphytum officinale) – gemeiner Beinwell

Vorkommen in Europa und Asien. Enthält Allantoin, Symphytocynoglossin und Consolidin (Alkaloide).

Indikationen: Zustand nach Trauma im Augenbereich, insbesondere Siebbeinfraktur. Durch Symphytum kann die Resorption eines Monokel- oder Bril-

lenhämatoms stark beschleunigt werden.

Tabacum (Nicotiana tabacum) – virginischer Tabak

Vorkommen in Südamerika. Enthält Nikotin.

Indikationen: Bei allen Beschwerden, die auch durch Zigaretten hervorgerufen werden können. Insbesondere gute Anwendung bei *Ménière*'schen Anfällen mit Schweißausbrüchen und Kollaps sowie großer Übelkeit im Akutfall.

Tarantula hispanica (Tarantula fasciiventris) – spanische Tarantel

Vorkommen in Italien und Spanien. Enthält Arachnolisin.

Konstitution: Gelegentliches Kinder-Konstitutionsmittel. Die Kinder sind meist überaus nervös, unpäßlich, sozial nicht angepaßt. Sie springen ständig herum, wie »von der Tarantel gestochen«. Sie lassen sich nur durch Musik beruhigen, zu der sie dann tanzen.
Eine interessante Krankengeschichte ist nachzulesen bei *König (20)*.

Indikationen: Insbesondere bei Tics im Facialisbereich und Augenbereich. Tarantula hispanica hilft auch bei objektivierbarem Tinnitus, der durch einen Klonus der Mittelohrmuskeln ausgelöst wird.

Tellurium – Tellur, Te

Indikationen: Symptomatische Anwendung bei eiternden Otitiden, insbesondere wenn der Eiter stark stinkt. Insbesondere vor allem angezeigt bei Pseudomonasinfekten.

Teucrium marum verum – Katzengamander

Vorkommen im Mittelmeerraum. Enthält verschiedene ätherische Öle (Marumkampfer), Gerbstoffe, Bitterstoffe und Cholin.

Indikationen: Teucrium marum verum wirkt sehr gut als Lokaltherapeutikum bei Rhinosinusitis polyposa mit ausgeprägten Polypenbildungen in der Nase bei Erwachsenen. Typisch ist ein häufiges Niesen mit flüssigem Schnupfen an der frischen Luft und einem Kribbeln in der Nase.

Theridion (Theridion curassavicum) – Orangenspinne

Vorkommen in Westindien. Enthält Hämolysine.

Indikationen: Überempfindlichkeit gegenüber Geräuschen und Lärm. Tinnitus schlimmer durch Lärm. Schwindel wird schlimmer durch Lärm (*Tullio*-Phänomen) und durch die geringste Bewegung.

Thuja (Thuja occidentalis) – kanadischer Lebensbaum

Es handelt sich um ein Polychrest. Vorkommen in Europa und Amerika. Enthält d-alpha Thujon, Isothujon und l-Fenchon und l-Campher. Die Pflanze ist sehr giftig.

Konstitution: Fettiges, glänzendes Gesicht, blaßblaue Lippen, Venen an der Nase sind sichtbar. Die Schläfenarterien treten stark hervor. Es finden sich an der Haut häufig Warzen, Muttermale, Papeln, Knötchen und Höcker. Der Schweiß stinkt.
Der Thujapatient ist typischerweise hastig und ungeduldig, er wird wegen Kleinigkeiten schnell zornig.

Modalitäten: Verschlimmerung nachts, durch Bettwärme, durch Kälte, durch feuchte Luft, um 3 Uhr und um 15 Uhr. Besserung durch Druck und durch Ausstrecken der Glieder. Es handelt sich um ein linksseitiges Mittel.

Indikationen: Warzen aller Art, Thuja ist das Hauptwarzenmittel. Thuja ist das Hauptfolgemittel bei Schäden durch Impfungen. Bei grünem Schnupfen ist Thuja des erste Mittel. Außerdem ist Thuja das Hauptpolypenmittel, insbesondere auch bei Gehörgangspolypen und auch Nasenpolypen. Thuja ist auch bei Stimmbandpolypen angezeigt. Typisch für den Thujahusten ist ein gelblich-grüner Auswurf. Auch bei Larynxpapillomen kann Thuja angewandt werden.

Tuberkulinum

Es handelt sich um die Nosode der Tuberkulose. Es wird hergestellt aus dem Auswurf, der Tuberkulosebazillen enthält.

Konstitution: Es besteht eine extreme Neigung zu Reisen, der Tuberkulinumpatient möchte nie am gleichen Ort bleiben. Der Tuberkulinumtyp hat eine Abneigung gegen Süßigkeiten. Er ißt relativ viel, magert aber dennoch ab und ermüdet leicht. Er wird deshalb arbeitsscheu. Es besteht eine ausgeprägte Erkältungsneigung, insbesondere in kalter Luft. Der Tuberkulinumpatient ist ständig verschnupft.

Modalitäten: Verschlimmerung durch Bewegung, durch einen Sturm und beim Aufrechtstehen.

Indikationen: Tuberkulinum kann als Erbnosode bei zahlreichen Krankheiten als Zwischenmittel gegeben werden, insbesondere auf HNO-Gebiet bei adenoiden Vegetationen und chronischer Tonsillitis.

Tuberkulinum ist auch angezeigt bei einem Ekzem mit heftigem Jucken, schlimmer beim Auskleiden und durch Baden mit starker Abschuppung. Oft ist Tuberkulinum bei Allergien aller Art angezeigt.

Veratrum album – weißer Germer

Vorkommen überall. Enthält Protoveratrin, ein Alkaloid.

Modalitäten: Verschlimmerung durch die geringste Bewegung, durch feuchte und kalte Witterung, beim Trinken. Besserung durch Ruhe, durch eine horizontale Lage, durch warmes Wetter und durch Wärme.

Indikationen: Veratrum album ist das Hauptmittel bei einem plötzlichen Kollaps mit blassem Gesicht, Schweißneigung und Übelkeit. In meiner Praxis steht es als Notfallmedikament am Behandlungsstuhl und wird bei Kollapsneigung sofort angewandt. Das Mittel wirkt sehr schnell. Veratrum album kann auch allgemein bei Beschwerden gegeben werden, die mit einer Hypotonie zusammenhängen.

Verbascum tapsiforme – Königskerze

Vorkommen in Europa. Enthält Saponine.

Indikationen: Bei neuralgiformen Ohrenschmerzen ohne organischen Befund. Typisch sind heftige, stechende Schmerzen.

Wyethia (Wyethia helenoides)

Vorkommen in Nordamerika.

Indikationen: Anwendung bei Halsschmerzen ohne organischen Befund. Insbesondere typisch ist ein prickelndes trockenes Gefühl in der hinteren Nase, Verstopfungsgefühl in der Nase, Trockenheit der Kehle, Räusperzwang. Sehr bewährt ist Wyethia bei Heuschnupfen mit extremem Juckreiz im Hals.

Krankheitsbilder

Ohrerkrankungen

Ohrmuschel

Erysipel der Ohrmuschel
Es handelt sich um eine Erkrankung der Haut, die durch Streptokokken verursacht wird. Das Erysipel ist gekennzeichnet durch eine starke Rötung und Überwärmung sowie Schwellung der äußeren Haut; das Bild entspricht damit typischerweise Belladonna. Mittel der Wahl ist Belladonna D30, 3 x 5 Kügelchen im Abstand von 12 Stunden. Gegebenenfalls kann auch zusätzlich als Lokalbehandlung Traumeel-Salbe® verordnet werden.

Otitis externa

Die Gehörgangsentzündung kann in verschiedenen Formen ablaufen, je nach Schwellungszustand des Gehörgangs ist die Erkrankung sehr schmerzhaft. Es ist fast immer zusätzlich zu einer homöopathischen Behandlung eine Lokalbehandlung mit Säuberung des Gehörgangs und Desinfektion erforderlich, am besten mit Solutio Castellani. Sehr häufig beginnt die Gehörgangsentzündung im Sommer nach dem Baden, vor allem in verdreckten Gewässern. Das erste Mittel der Wahl ist Dulcamara D6 (3 x 1 Tbl. tgl.). Bestehen reichlich Rhagaden im Gehörgang, ist Graphites D6 Mittel der Wahl. Insbesondere bei chronischer Otitis externa mit Rißbildungen am Gehörgangseingang ist Acidum nitricum D6 angezeigt (3 x 5 Tropfen tgl.). Zusätzlich kommt zur Lokalbehandlung Calendula Urtinktur bei mehr feuchten Ekzemen oder Echinacea-Salbe bei trockenen Ekzemen in Betracht. Bei chronischen, immer wiederkehrenden Ekzemen ist auch an andere Ursachen zu denken,

insbesondere auch an Allergien, Probleme mit den oberen Weisheitszähnen, an Lebererkrankungen und Diabetes mellitus. Bei übelriechender Sekretion ist Tellur D12 (2 x 5 Tropfen tgl.) angezeigt, alternativ je nach Modalitäten auch Kreosotum D4 (3 x 1 Tbl. tgl.) oder lokal als Ohrentropfen (Kreosotum D4 Dil. 20 ml, adde pipette, 3 x ½ Pipette tgl. ins Ohr einträufeln. (*vgl. Behandlungstabelle, Seite 106*).

Präaurikuläre Fisteln
Wie bei allen Fisteln kommt eine Behandlung mit Silicea D6 in Frage, was gelegentlich zu Fistelverschluß führt.

Ohrmykose
Es handelt sich um eine Pilzinfektion des äußeren Gehörgangs.
Diese Erkrankung tritt eher im Sommer auf. Die Pilzinfektion ist meistens relativ leicht zu erkennen durch den watteähnlichen, lockeren abstreifbaren Belag. Bei Aspergillus niger kann der Belag auch schwarz sein. Es besteht meistens ein starker Juckreiz, seltener Schmerzen. Hier kommt zunächst eine Lokalbehandlung mit Säuberung und Desinfizierung in Betracht, als Lokaltherapeutikum außerdem Ohrentropfen (Allium sativum D2, 20 ml, adde pipette) oder andere Ohrentropfen (z.B. Acid. salycil. 1,0, Glycerin, Spiritus vini àa ad 50,0, M. S. Ohrentropfen cum pipetta).

Otitis media acuta

Nach der konventionellen Medizin können wir akute Mittelohrentzündungen unterscheiden in bakterielle und virale Entzündungen, wobei dann noch je nach Erregerart weiter differenziert werden kann. Die bakteriellen Mittelohrentzündungen zeichnen sich meist durch plötzliches Auftreten, starke

Schmerzen und Fieber aus, das Trommelfell ist stark diffus gerötet. Die viralen Mittelohrentzündungen verlaufen protrahierter, treten oft nach einem längeren Schnupfen auf, die Schmerzen sind weniger stark.

Es findet sich bei der viralen Mittelohrentzündung charakteristischerweise eine blasenförmige Vorwölbung des Trommelfells. Bei beiden Formen kann das Trommelfell platzen, Eiter oder Sekret fließen nach außen.

Ein Polyp kann durch das Trommelfell nach außen wachsen. Als schwere Komplikation kann nach zwei Wochen, vorher praktisch nie, eine Mastoiditis oder ein Hirnabszeß auftreten.

Unter homöopathischen Gesichtspunkten muß noch weiter differenziert werden. Es kommt darauf an, wer die Entzündung bekommt (Kind, Frau, Mann), ob die Erkrankung rechts, links oder beidseits auftritt, gegebenenfalls welche Seite zuerst. Die »Causa« ist wichtig, z.B. Folge von Wind, Durchnässung, Impfung usw.

Außerdem sind Begleiterkrankungen und die Vorbehandlung zu beachten.

Kinder

Bei Kindern tritt die Mittelohrentzündung am häufigsten auf.

Meistens beginnt die Erkrankung plötzlich einseitig und ist mit sehr starken Schmerzen verbunden. Hier ist das Erstmittel Aconit D30 (3 x 5 Kügelchen im Abstand von 2 Std.), anschließend wird die Behandlung mit Pulsatilla D2 (alle 2 Std. 5 Kügelchen) fortgesetzt. Bei sehr starken Schmerzen helfen Zwiebelwickel gut. Reicht dies nicht aus, hilft zusätzlich Capsicum D6 (bis zu 5 Tbl. tgl.). Allerdings sollten zwei homöopathische Mittel nebeneinander ja möglichst nicht gegeben werden, so daß diese Verordnung die Ausnahme bleiben muß.

Bei einer Mittelohrentzündung sollte der Patient nach 2 Tagen kontrolliert werden. Je nach weiterem Verlauf wird dann die Behandlung modifiziert. Ist die Entzündung geringer, wird weiter Pulsatilla D2 (3 x 5 Kügelchen tgl.) gegeben, bei Ausheilung nichts mehr, bei Tubenkatarrh muß entsprechend weiterbehandelt werden (*s. S. 55f.*). Bei Wirkungslosigkeit von Pulsatilla kommen andere Mittel in Betracht. Bei Wärmeunverträglichkeit wird Apis D6 (alle 2 Std. 5 Kügelchen) gegeben, bei hochrotem Trommelfell, insbesondere auch bei einer Scharlach-Otitis, Belladonna D30 (3 x 5 Kügelchen im Abstand von 12 Std.), bei fleckigen Auflagen auf dem Trommelfell Kalium bichromicum D4 (3 x 1 Tbl.tgl.), bei drohender Mastoidbeteiligung Capsicum D6 (3 x 1 Tbl.tgl.).

Ist eine Perforation aufgetreten, wird der Eiter abgesaugt und der Gehörgang desinfiziert. Bei nicht fötidem Eiter wird Silicea D6 (3 x 1 Tbl.tgl.) verordnet, bei stinkendem Eiter Tellur D12 (2 x 5 Tropfen tgl.). Zusätzlich sind als Lokalbehandlung Calendula Urtinktur oder Levisticum Ohrentropfen® (von der WALA) sinnvoll.

Kommt es bei der eiternden Otitis media zur Polypenbildung im Gehörgang, ist Thuja D3 (3 x 1 Tbl.tgl.) Mittel der Wahl.

Tritt eine akute Mittelohrentzündung nach dem Baden oder Duschen auf, wird die Behandlung mit Dulcamara D6 (3 x 1 Tbl. tgl.) begonnen. Beginnt die Erkrankung rechts und setzt sich links fort, ist Lycopodium D6 (3 x 1 Tbl.tgl.) Mittel der Wahl, bei zuerst linksseitiger und dann rechtsseitiger Otitis ist Lachesis D12 (3 x 5 Tropfen tgl. oder öfter) indiziert.

Bei der homöopathischen Behandlung ist eine Unterscheidung zwischen der bakteriellen oder viralen Genese nicht erforderlich, der »Erreger« als solches ist eher nebensächlich. (*vgl. Behandlungstabelle, Seite 106*).

Krankengeschichte: Das vierjährige Mädchen A.L. kommt am 05. 04. 1989 erstmals zu mir in die Praxis. Die Mutter berichtet, daß das Kind bereits vier Mittelohrentzündungen auf beiden Seiten hatte, die vom Kinderarzt antibiotisch und mit abschwellenden Nasentropfen behandelt worden waren, zuletzt im Februar 1989. Seit dem 04. 04. 1989 23.00 Uhr weint das Kind ständig und klagt über Ohrenschmerzen rechts. Das rechte Trommelfell ist stark gerötet und vorgewölbt, die übrigen HNO-ärztlichen Spiegelbefunde sind regelrecht.

Das Fieber beträgt 39,1 Grad. Das Mädchen wird mit Pulsatilla D2 behandelt, die Schmerzen verschwinden nach 3 Stunden, am nächsten Tag ist das Mädchen fieberfrei. Bei der Kontrolluntersuchung am 07. 04. ist das rechte Trommelfell reizlos, aber retrahiert. Zur Nachbehandlung wird Apis D6 (3 x 5 Kügelchen täglich) gegeben. Am 17. 04. ist alles in Ordnung.

Bisher trat kein Rezidiv auf.

Frauen

Bei Frauen gelten im wesentlichen die gleichen Kriterien wie bei Kindern, auch bei schwangeren Frauen. Der Krankheitsverlauf ist meistens etwas länger. Zusätzlich wird häufig das homöopathische »Antibiotikum« (Echinacea D4, Lachesis D12 , Pyrogenium C30 als Mischspritze) täglich intravenös verabreicht.

Männer

Bei Männern ist die Behandlung schwieriger. Glücklicherweise bekommen Männer recht selten eine akute Mittelohrentzündung.

Die Verordnung des bei Kindern und Frauen so bewährten Pulsatilla ist fast immer sinnlos. Ich beginne die Behandlung mit Aconit D30 (siehe oben), bei rechtsseitiger Otitis media verordne ich Apis D3 (alle 2 Std. 5 Tropfen), bei linksseitiger Lachesis D12 (alle 2 Std. 5 Tropfen), außerdem täglich die Mischspritze (siehe oben).

Otitis media chronica

Die chronische Mittelohrentzündung kann unter Umständen auch homöo-pathisch behandelt werden, allerdings sind die Erfolge wesentlich schlechter. Eine chronische Mittelohrentzündung ist im wesentlichen gekennzeichnet durch einen Trommelfelldefekt, möglicherweise liegt außerdem noch eine Destruktion der Gehörknöchelchenkette vor. Man unterscheidet zwischen mesotympanalen, zentralen Trommelfelldefekten und epitympanalen, randständigen Trommelfelldefekten. Insbesondere die epitympanalen Trommelfelldefekte sind gefürchtet wegen eines häufig gleichzeitig auftretenden Cholesteatoms, einer sogenannten Zwiebelschalengeschwulst bzw. einer chronischen Knocheneiterung.

Als Komplikationen einer chronischen Mittelohrentzündung können ein Labyrinthausfall und ein Hirnabszeß auftreten. Im Regelfall ist die Behandlung einer chronischen Mittelohrentzündung nicht eilig, es gibt aber Fälle, in denen notfallmäßig eine Tympanoplastik durchgeführt werden muß. In diesem Falle ist der operativen Medizin eindeutig Vorrang zu geben. Wenn genügend Zeit besteht, kann versucht werden, mit homöopathischen Mitteln einen Erfolg zu erreichen.

Bei einem reizlosen Trommelfelldefekt ist zunächst Silicea D6 (3 x 1 Tbl.tgl.) Mittel der Wahl, später wird dann die Behandlung gegebenenfalls mit Silicea D12 (2 x 1 Tbl.tgl.) und Silicea D30 (1 Tbl. pro Woche) fortgesetzt.

Bei einer nicht fötiden Ohrsekretion wird ebenfalls mit Silicea nach diesem Schema behandelt. Bei fötider Sekretion (z.B. bei Pseudomonasinfektion) wird mit Tellur D12 (2 x 5 Tropfen tgl.), gegebenenfalls über einen längeren Zeitraum behandelt. Eine zusätzliche Lokaltherapie ist auch erforderlich (siehe oben), wobei aber keinesfalls Steroide oder Antibiotika verwendet werden dürfen. Alternativ kommt auch eine Behandlung mit Kreosotum D4 (3 x 1 Tbl.tgl.), später in höheren Potenzen in Betracht. Auch eine Lokaltherapie mit Kreosotum D4 Dil. (Kreosotum D4 Dil. 20 ml adde pipette, 3 x ½ Pipette tgl. ins Ohr einträufeln) ist möglich. Bei Granulationen am Trommelfell wird Acidum nitricum D6 (3 x 5 Tropfen tgl.) verordnet, später Acidum nitricum D12 (2 x 5 Tropfen tgl.); auch in diesem Fall dauert die Behandlung relativ lang.

Gehörgangspolypen sollten zunächst, soweit dies möglich ist, mit dem Sauger entfernt und histologisch untersucht werden, da dadurch die rein medikamentöse Behandlung erheblich abgekürzt wird. Anschließend ist bei den Gehörgangspolypen Thuja D3 Mittel der Wahl.

Wie bei allen chronischen Erkrankungen sind gelegentliche Hochpotenzen des Konstitutionsmittels günstig. Außerdem kommen als Zwischengaben je nach Modalitäten die drei großen Erbnosoden (Tuberkulinum, Medorrhinum, Luesinum) in Frage. *(vgl. Behandlungstabelle, Seite 107).*

Tubenkatarrh

Nach einer akuten Mittelohrentzündung tritt relativ häufig ein Tubenkatarrh auf, der leicht behandelt werden kann.

Auch bei Kindern mit adenoiden Vegetationen sind die Mittelohren häufig schlecht belüftet, was zu einem Tubenkatarrh führt. Aus einer Tubenbelüftungsstörung kann eine akute massive Hörstörung resultieren, wodurch das Sprachverständnis eines Kindes erheblich eingeschränkt wird. Es sollte daher unbedingt versucht werden, wieder eine normale Tubenbelüftung herzustellen.

Der Tubenkatarrh entsteht durch eine Verlegung der Eustachischen Röhre (=Tuba auditiva). Es kommt zu einem Unterdruck im Mittelohr, durch den Unterdruck wird Sekret aus dem umgebenden Gewebe angesaugt, welches sich nach und nach immer weiter verfe-

stigt, wodurch die Schallübertragung zunehmend behindert wird.

Tritt ein Sero- oder Mukotympanon nach einer akuten Mittelohrentzündung auf, ist zunächst Apis D6 (3 x 5 Tropfen tgl. bzw. 3 x 5 Kügelchen tgl.) Mittel der Wahl. Führt dies nicht zur Ausheilung, kommt als nächstes Mittel zum Schleimlösen Kalium muriaticum D4 (3 x 1 Tbl. tgl.), in Betracht. Bei länger andauerndem Tubenkatarrh, insbesondere auch als Folge von adenoiden Vegetationen, ist Mater perlarum D4 (3 x 1 Tbl. tgl.), später Mater perlarum D6 (3 x 1 Tbl. tgl.) und Mater perlarum D12 (2 x 1 Tbl. tgl.) Mittel der Wahl. Bei adenoiden Vegetationen müssen selbstverständlich zunächst diese behandelt werden. Unterstützt werden kann die Behandlung einer Tubenbelüftungsstörung durch das *Valsalva*-Manöver, bei Kindern insbesondere auch durch das Aufblasen von Luftballons mit der Nase. Außerdem sind Überdruckinhalationen und Mikrowellenbestrahlungen der Ohren sinnvoll. Es muß unbedingt darauf geachtet werden, daß die Patienten genügend trinken, damit sich der Schleim wieder verflüssigen kann.

Sollte die Behandlung des Tubenkatarrhs nicht gelingen, muß an eine Fehlfunktion der Niere gedacht werden. Hierbei sind insbesondere Nierenmittel wie Berberis und Solidago angezeigt. Sehr häufig ist eine Behandlung mit Solidago D4 in aufsteigenden Potenzen günstig.

Es stellt sich immer wieder die Frage, wie lang mit der Behandlung eines Tubenkatarrhs bei Kindern abgewartet werden kann, da durch die Hörstörung die Sprachentwicklung beeinträchtigt wird. Es stellt sich bei Diskussionen immer wieder heraus, daß die Erfahrungen der einzelnen Kollegen hier sehr unterschiedlich sind. Ich bin der Ansicht, daß nach einer Hörstörung von wenigen Monaten die Sprachentwicklungsverzögerung wieder aufgeholt wird, falls eine solche überhaupt entsteht. Es kann immer wieder beobachtet werden, daß auch ein ausgeprägtes Mukotympanon nur eine relativ geringe Hörstörung machen kann, andererseits kann eine geringe Paukenminderbelüftung eine ausgeprägte Hörstörung auslösen.

Auffallenderweise ist die Hörstörung bei Kindern mit Mukotympanon infolge einer Lippen-Kiefer-Gaumenspalte eher gering ausgeprägt.

Paukenröhrchen halte ich persönlich für zu riskant, es treten zu häufig Mittelohrentzündungen auf, es sind häufige Narkosen nötig, nach Paukenröhrchenentfernungen können wüste Vernarbungen entstehen. Ausnahmsweise können aber Paukenröhrchen sinnvoll sein *(vgl. Behandlungstabelle, Seite 107)*.

Gehörgangspolyp

Ein Gehörgangspolyp entwickelt sich meistens aus einer akuten oder chronischen Mittelohrentzündung. Je nach Größe des Polyps und nach Beschwerdebild kann der Polyp mit dem Sauger entfernt werden, alternativ kommt eine Behandlung mit Thuja D3, später Thuja D4 in Frage. Es handelt sich aber bei dem Gehörgangspolyp um kein eigenständiges Krankheitsbild, sondern lediglich um ein Symptom.

Myringitis

Eine Myringitis bedarf häufig überhaupt keiner Behandlung, dies hängt allerdings vom Ausmaß ab. Aus einer Myringitis kann eine Mittelohrentzündung entstehen. Bei einer Rötung des Trommelfells ohne sonstige Mittelohrsymptomatik wird sicherheitshalber zunächst Aconit D30 (3 x 5 Kügelchen im Abstand von 2 Std.) gegeben, anschließend sollte am nächsten oder übernächsten Tag eine erneute Ohrinspektion erfolgen.

Häufig ist keine weitere Behandlung erforderlich, gegebenenfalls muß wie bei der akuten Mittelohrentzündung weiterbehandelt werden.

Otalgie

In der Praxis begegnen uns sehr häufig Patienten, die über Ohrenschmerzen klagen, bei denen aber am Ohr keinerlei pathologischer Befund erhoben werden kann. Die Patienten können häufig nicht unterscheiden, ob die Schmerzen vom Ohr ausgehen oder ins Ohr einstrahlen. Häufig kommen die Schmerzen von der Nachbarregion, z.B. vom Kiefergelenk, von den Zähnen, von den Kieferhöhlen, der Halswirbelsäule oder von den Tonsillen. Dies muß natürlich entsprechend diagnostisch abgeklärt werden. Wird dann immer noch keine Ursache für die Ohrenschmerzen gefunden, kommt eine Behandlung mit Verbascum tapsiforme D6 (3 x 1 Tbl. tgl.) in Betracht.

Bei neuralgieformen Schmerzen wird die Behandlung mit Acidum nitricum D6 (3 x 5 Tropfen tgl.) begonnen. Zusätzlich kommt bei sehr starken Beschwerden eine Lokalbehandlung mit Lidocain-Ohrentropfen (Rp. Lidocain (4 %) 50 ml, adde pipette) in Betracht, was rasch Linderung verschaffen kann.

Innenohrschwerhörigkeit

Die Ursachen einer Innenohrstörung sind sehr komplex, sehr häufig gelten sie als irreversibel und nur schwer therapeutisch beeinflußbar. Die konkrete Ursache einer Innenohrschwerhörigkeit ist häufig nur schlecht herauszubekommen.

Die wichtigsten Ursachen einer Innenohrschwerhörigkeit sind: Lärm, toxische Belastungen (z.B. Antibiotika, Amalgam), Durchblutungsstörungen, Streß, Morbus *Ménière*, erbliche Belastung, Syphilis, Hörsturz, Diabetes mellitus, Mumps, Impfungen, Meningitis, Borreliose und Allergien. Strenggenommen ist das Alter allein keine Ursache einer Innenohrstörung, obwohl ältere Menschen natürlich schlechter hören. Dies hängt damit zusammen, daß die vorhergenannten Belastungen bei älteren Menschen naturgemäß schon gehäuft aufgetreten sind und daß dadurch allmählich das Hörvermögen abgenommen hat.

Aus der Art des Tonschwellenaudiogramms lassen sich verschiedene Kurven differenzieren:

– Hochtonschwerhörigkeit ist meistens im Alter zu finden;

– Mitteltonschwerhörigkeit (wannenförmig) hat meistens erbliche Ursachen;

– Tieftonschwerhörigkeit ist meistens streßbedingt;

– die C-5-Senke ist typischerweise lärmbedingt;

– eine Senke bei 2000 Hz weist häufig auf eine Otosklerose hin;

– eine pancochleäre Schallempfindungsstörung von 60 dB ist meistens durch einen kompletten Ausfall der äußeren Haarzellen im Innenohr verursacht.

Irreversible Hörstörungen sind natürlich nicht zu beeinflussen. Es ist allerdings im Zweifelsfall immer wieder die Frage, ob eine Hörstörung wirklich irreversibel ist. Als Faustregel kann gelten, daß eine Hörstörung umso eher zu behandeln ist, je kürzer sie besteht. Allerdings lassen sich manchmal überraschenderweise auch länger zurückliegende Hörstörungen positiv beeinflussen.

Allgemein hat sich die durchblutungsfördernde Behandlung mit Ginkgo-Präparaten als günstig erwiesen (z.B. Tebonin®, Rökan®). Ich setze diese Phytotherapeutika eigentlich fast immer zusätzlich zu anderen Behandlungsarten bei Innenohrstörungen ein. Allgemein läßt sich ebenfalls sagen, daß die Gabe eines Konstitutionsmittels, sofern bekannt, zwischendurch gut ist.

Beim *Hörsturz* behandle ich, auch wegen der forensischen Situation, mit durchblutungsfördernden Infusionen (Hydroxyäthylstärke = HAES). Bei rechtsseitigem Hörsturz gebe ich zusätzlich Lycopodium D6 Tbl.(3 x 1 Tbl. tgl.), bei linksseitigem Hörsturz Lachesis D12 Dil. (3 x 5 Tropfen tgl.). Treten gleichzeitig Gefühlsstörungen im Ohr auf, gebe ich Secale cornutum D4 (3 x 1 Tbl.tgl.). Bei gleichzeitigem Ohrensausen wird noch eine Iontophoresebehandlung durchgeführt.

Relativ einfach ist die Behandlung bei einer akuten Tieftonschwerhörigkeit wegen Streßbelastung. Häufig hilft allein die Krankschreibung. Ansonsten sind auch wiederum Konstitutionsmittel zusätzlich zur durchblutungsfördernden Behandlung angezeigt.

Nach toxischen Belastungen ist immer eine entgiftende Behandlung mit Nux vomica D200 und Okoubaka D3, später in aufsteigenden Potenzen nötig. Die Aussichten bei länger zurückliegender Belastung sind zwar mäßig, aber nicht unmöglich.

Bei einer *Lärmschwerhörigkeit* ist immer ein Therapieversuch mit Arnika in Hochpotenzen zu empfehlen. Ich gebe meistens Arnica D200, nach einem Monat Arnica C1000 und warte dann 6 Monate ab. Meiner Erfahrung nach zeigt sich eine geringgradige Besserung immerhin in etwa 20 % der Fälle.

Beim Morbus *Ménière* wird langfristig mit Cocculus behandelt *(vgl. Seite 59f.)*.

Bei einer erblichen Belastung ist immer eine Hochpotenz von Luesinum D200 angezeigt.

Bei allergisch bedingten Innenohrstörungen ist natürlich die Behandlung der Allergie vorrangig.

Krankengeschichte: Eine 21jährige Patientin, A.M., kommt erstmals am 11. 03. 1988 völlig verzweifelt in meine Praxis. Sie hatte im Januar 1988 plötzlich eine Hörstörung beidseits bemerkt, vorher habe sie immer gut gehört. Ein anderer HNO-Arzt wies sie damals sofort stationär ein wegen eines »Hörsturzes beidseits«. Sie bekam 13 Infusionen, Urographin® und Dusodril® ohne

Besserung. Ich fand dann am 11. 03. 1988 ein symmetrisches wannenförmiges Hörvermögen mit Normalhörigkeit im Tieftonbereich, eine Hörstörung von 60 dB bei 1500 Hz und 45 dB bei 8000 Hz. Es handelt sich vom Befund her um eine typische *hereditäre Hörstörung*. Der Patientin fällt daraufhin ein, daß die Großmutter und eine Tante auch schon in jungen Jahren schlecht hörten.

Weiterhin gibt die Patientin an, daß sie seit Oktober 1987 die Pille nimmt und diese gut vertrage. Die Pille wird zunächst abgesetzt, die Patientin erhält Nux vomica D200 und Östro-Gestakomp. D30, außerdem Tebonin®. Bereits nach 2 Wochen gibt sie eine deutliche Besserung des Hörvermögens an. Sie erhält am 25. 03. 1988 Luesinum D200 und Petroleum D6 wegen eines klopfenden Ohrengeräusches beidseits. Die Symptomatik wird daraufhin ständig besser und läßt sich auch audiometrisch belegen. Am 27. 04. 1988 wird Luesinum D200 wiederholt, Petroleum D6 wird fortgesetzt. Am 27. 07. 1988 ist das Hörvermögen wieder besser, jetzt klagt sie aber über ein Geräusch in beiden Ohren wie Metallsägen. Ich setze um auf Pulsatilla D12, was zu einer anfänglichen Besserung führt, dann zum Stillstand. Am 06. 12. 1988 bekommt die Patientin Secale cornutum D6, was wieder anfangs eine Besserung bringt, dann tritt wieder ein Stillstand auf. Nach der Entfernung der Weisheitszähne geht es wiederum deutlich besser. Am 30. 06. 1989 und am 06. 03. 1990 erhält die Patientin Pulsatilla D200, was eine weitere Besserung bringt, die Ohrgeräusche seien sehr schwach. Am 06. 03. 1990 hat die Patientin beidseits ein normales Hörvermögen bis 1000 Hz mit Abfall auf 35 dB bei 3000 Hz und Wiederanstieg auf Normalwerte ab 8000 Hz. Das Sprachaudiogramm ist normal.

Tinnitus

Das Ohrensausen ist bekanntlich eines der größten Probleme in der Hals-Nasen-Ohrenheilkunde, leider kann die Homöopathie auch keine Patentlösung aufweisen. Bereits im *Kent*schen Repertorium (17) wird das Kapitel Tinnitius ausführlich abgehandelt, je nach Modalitäten werden über 100 Mittel empfohlen. Es gibt aber immer wieder Fälle, wo die Homöopathie bei Ohrensausen wesentlich weiterhilft. Gute Therapiemöglichkeiten bestehen bei paradoxen Symptomen.

Allgemein wird das Ohrensausen ja insbesondere in Ruhe als sehr lästig empfunden, da die Ablenkung von außen fehlt.

Gibt ein Patient an, daß das Ohrensausen tagsüber besonders stark ist und nachts praktisch kaum besteht, ist dies eine sehr gute Modalität, wo dann in entsprechendem Kapitel im *Kent* nachgeschlagen werden kann. Ebenfalls verwertbar sind Symptome, wenn z.B. angegeben wird, daß das Ohrensausen immer nach Milchgenuß auftritt. Bei klopfendem, pulssynchronen Tinnitus ist Petroleum D6 Mittel der Wahl. Das Mittel wirkt in diesem Fall bei über 80 % der Patienten.

Häufig geben die Patienten beim Ohrensausen an, daß Lärm bzw. laute Töne das Ohrensausen erheblich verschlechtern, während in Ruhe das Ohrensausen eher besser ist. Trifft diese Modalität zu, ist Asarum D6 (3 x 1 Tbl. tgl.) Mittel der Wahl.

Ansonsten ist bei Verstärkung des Ohrensausens durch Lärm an Theridion D12 (2 x 1 Tbl. tgl.) oder Phosphor D12 (2 x 5 Tropfen tgl.) zu denken.

Als Ergänzung zur phytotherapeutischen und homöopathischen Behandlung kommt bei Ohrensausen auch noch eine neuraltherapeutische Behandlung (28) in Betracht. Wegen ihrer einfachen Anwendung wird diese Methode von sehr vielen Hals-Nasen-Ohrenärzten benützt, obwohl die Neuraltherapie in den üblichen HNO-Lehrbüchern (4, 22) kaum erwähnt wird. Hierbei wird 1 ml Procain pro Ohr injiziert, und zwar etwa 5 mm vor dem aufsteigenden Helixast, etwa 1 cm oberhalb des höchsten Helixpunktes und der Rest direkt auf den Warzenfortsatz. Im Regelfall kann ein Effekt sofort beobachtet werden. Falls sich nach der

Injektion keinerlei Besserung zeigt, ist eine Wiederholung praktisch zwecklos. Gut zu behandeln ist auch ein objektivierbarer Tinnitus, hervorgerufen durch einen Tic der Mittelohrmuskel. In diesem Fall ist das Mittel der Wahl Tarantula hispanica D12 (2 x 1 Tbl. tgl.). Es wirkt in diesem Fall sehr sicher.

Wie bei allen chronischen Erkrankungen sind Konstitutionsmittel günstig, insbesondere Lachesis bei linksseitigem Ohrensausen und Lycopodium bei rechtsseitigem Ohrensausen.

Bei Ohrensausen mit Gefühlsstörungen im Bereich der Ohren, aber auch im Bereich der Extremitäten, ist Secale cornutum D4, später in aufsteigenden Potenzen, das Mittel der Wahl.

Bei Ohrensausen infolge eines Lärmtraumas oder auch Lärmschwerhörigkeit ist Arnika in Hochpotenzen angezeigt.

Speziell bei bienenartigem Summen hilft Apis als Hochpotenz.

Es lohnt sich in jedem Fall ein Blick ins Repertorium *(17)*.

Kann der Patient allerdings keinerlei Modalitäten angeben und klagt über ein Ohrensausen mit nächtlicher Verschlimmerung und Besserung tagsüber, ist es sehr schwierig, das richtige Mittel zu finden *(vgl. Behandlungstabelle, Seite 107)*.

Akustikusneurinom

Akustikusneurinome sollten natürlich primär nicht homöopathisch behandelt werden. Jedoch die Operationsfolgen schon, da die Patienten häufig Gesichtsnervenlähmungen und Narbenschmerzen haben. Ein gutes allgemeines Tumormittel ist Conium, gleichzeitig ist dies ein Schwindel- oder ein Narbenmittel. Es ist also in jedem Fall eine längerfristige Behandlung mit Conium in verschiedenen Potenzen angezeigt (Beginnen mit D6, 3 x 1 Tbl.tgl., dann D12, 2 x 1 Tbl.tgl., später D30, 1Tbl./ Woche).

Schwindel

Patienten mit Schwindelbeschwerden begegnen uns in der täglichen Praxis sehr häufig. Es gibt zahlreiche Fachgebiete, die sich mehr oder weniger intensiv um Schwindelpatienten kümmern, so die Internisten, Neurologen, HNO-Ärzte, Orthopäden und gelegentlich auch Augenärzte. Am häufigsten dürfte ein kreislaufbedingter Schwindel infolge einer Hypotonie oder einer Herzerkrankung vorkommen. Dies soll aber nicht Gegenstand dieses Kapitels sein. Auch möchte ich mich nicht zur Behandlung von Schwindel bei schweren neurologischen Erkrankungen äußern, da ich damit keine persönliche Erfahrung habe. Als HNO-Arzt sehe ich meistens Schwindelbeschwerden, die vom Ohr herrühren, von der Halswirbelsäule oder von den Nasennebenhöhlen *(vgl. Behandlungstabelle, Seite 108)*.

Otogener Schwindel

Morbus *Ménière*

Eine relativ häufige und bekannte Erkrankung ist der Morbus *Ménière*. Er ist gekennzeichnet durch anfallartiges Auftreten von Schwindelbeschwerden, Ohrensausen und einer Hörstörung.

Der Morbus *Ménière* ist mit eine der Domänen der Homöopathie, da er relativ einfach zu behandeln ist. Zunächst muß auf sämtliche Medikamente verzichtet werden, die auf das zentrale Nervensystem wirken, insbesondere auf die sogenannte Antivertiginosa und auch auf Schlaf- und Beruhigungsmittel. Allgemein günstig ist bei Morbus *Ménière* eine durchblutungsfördernde Behandlung, eventuell mit Ginkgo-Präparaten oder je nach Intensität auch mit Infusionen. Die Patienten sollten Alkohol meiden, selbst alkoholfreies Bier, während des akuten Zustandes nicht fernsehen und nicht rauchen. Dies erscheint zwar etwas banal, ich habe aber bei Hausbesuchen oft erlebt, daß während eines *Ménière*-Anfalls der

Fernseher lief. Das Mittel der Wahl ist Cocculus. Ich beginne mit Cocculus D6 (3 x 1 Tbl.tgl.) für 4 Wochen, später wird mit Cocculus D12 (2 x 1 Tbl.tgl.) und Cocculus D30 (1 Tbl. wöchentlich) weiterbehandelt. Im akuten Anfall kann gegebenenfalls Cocculus alle paar Minuten genommen werden.

Ist der *Ménière*-Anfall mit kaltem Schweiß verbunden, wirkt im Anfall häufig Tabacum D12. Dies Mittel muß eventuell alle paar Minuten genommen werden. Die Schwindelbeschwerden sind nach diesem Schema beim Morbus *Ménière* praktisch immer in Griff zu bekommen. Ist allerdings bereits eine Hörstörung aufgetreten, kann diese unter Umständen therapieresistent sein, ebenso der Tinnitus.

Benigner paroxysmaler Lagerungs-nystagmus

Den benignen paroxysmalen Lagerungsnystagmus kann man typischerweise aus der Anamnese diagnostizieren. Es bestehen praktisch immer Schwindelbeschwerden nachts beim Umdrehen im Bett, wobei die Schwindelbeschwerden etwa 30 Sekunden bis eine Minute anhalten und dann aufhören, nach dem nächsten Umdrehen oder beim Aufstehen tritt der nächste Schwindelanfall auf. Tagsüber bestehen nur äußerst selten Schwindelanfälle, eigentlich nur bei extremen Kopfdrehungen. Der benigne paroxysmale Lagerungsnystagmus kann diagnostiziert werden durch die Lage-Lagerungsprüfung nach *Hallpike-Stenger*.

Es tritt kein Spontan- oder Lockerungsnystagmus im Sitzen auf, die kalorische Erregbarkeit ist seitengleich normal. In Rechtsseitenlage findet sich meist ein Nystagmus nach rechts von 30 Sekunden Dauer mit Crescendo und Decrescendo, danach kein Nystagmus. Bei Linksseitenlage Spontannystagmus nach links von 30 Sekunden mit Crescendo und Decrescendo.

Beim Aufsitzen besteht ein 30 Sekunden andauernder Nystagmus nach rechts oder links mit Crescendo und Decrescendo, beim Hinliegen nach links oder rechts mit Crescendo und Decrescendo. Die Befunde sind allerdings sehr variabel und können von Untersuchung zu Untersuchung schwanken. Verursacht wird der benigne paroxysmale Lagerungsnystagmus durch eine Cupulolithiasis im Innenohr. Durch diese Steinchenbildung wird das Gleichgewichtssystem quasi irregeführt, bei Einnahme einer neuen Lage wird dem Körper weitergemeldet, daß eine Drehung stattfindet. Dies führt dann zu den Schwindelbeschwerden mit Übelkeit. Zur Behandlung gibt es ein Programm von *Hamann (15)*, um die Steinchen wieder herauszubekommen. Dies Verfahren erscheint mir allerdings relativ aufwendig und kompliziert. Wesentlich einfacher ist eine homöopathische Behandlung mit Conium D6 (3 x 1 Tbl.tgl.).

Conium hat die typische Modalität der Verschlechterung der Schwindelbeschwerden im Bett. Eine Heilung tritt meistens recht schnell ein. Die Patienten müssen natürlich darauf hingewiesen werden, daß die Schwindelbeschwerden harmlos sind und immer wieder verschwinden, da dies eine gewisse Angst mindert.

Labyrinthausfall

Ein einseitiger Ausfall des labyrinthären Anteils des Nervus vestibulocochlearis (VIII. Hirnnerv) beginnt meistens sehr dramatisch. Die Patienten klagen über einen plötzlich aufgetretenen Drehschwindel mit Übelkeit, sie müssen meistens erbrechen.

Meistens geht es den Patienten am Anfang so schlecht, daß sie den Schwindel selbst nicht einmal bemerken. In diesem Stadium ist fast regelmäßig ein ausgeprägter Spontannystagmus zu beobachten, der gelegentlich sogar von Laien gesehen wird. Die Schwindelbeschwerden verschwinden praktisch immer über kurz oder lang. Entweder erholt sich das entsprechende Gleichgewichtsorgan vollständig und es kommt zu einer Restitutio ad integrum, oder das Gleichgewichtssystem erholt sich nicht und stellt sich auf den Verlust des einen Organs ein, der Ausfall wird vom Hirn kompensiert. Dies führt dann schließlich zu geringgradigen Schwindelbeschwerden in Belastungssituationen, z.B. bei schnellen Kopfbewegungen. Im täglichen Leben treten kaum noch Schwindelbeschwerden auf.

Besser ist natürlich, wenn sich das Gleichgewichtssystem wieder vollständig erholt. Als Ursache des Labyrinthausfalls werden Durchblutungsstörungen oder virale Erkrankungen angenommen. Die Gabe von Infusionen und durchblutungsfördernden Medikamenten ist jedoch in jedem Fall angezeigt.

Auf Antivertiginosa sollte möglichst verzichtet werden, da diese Mittel verhindern, daß sich das Gleichgewichtssystem auf die neue Situation von selbst einstellt. Auch hier kann wieder gut regulierend eingegriffen werden mit Cocculus D6 (3 x 1 Tbl.tgl.). Der Krankheitsverlauf wird dabei wesentlich abgekürzt.

Zervikogener Schwindel
Sehr häufig finden sich Schwindelbeschwerden, die ihre Ursache in der Halswirbelsäule haben. Typischerweise klagen die Patienten über Schwindelbeschwerden bei Kopfdrehungen.

Meist finden sich ausgeprägte Verspannungen im Nackenbereich. Hier sollte primär immer die Halswirbelsäule behandelt werden, meistens mit Krankengymnastik. Als zusätzliches Mittel kommen neuraltherapeutische Injektionen von Procain (z.B. Novocain®) um die Tonsille herum in Frage. Mit diesen Injektionen wird reflexartig die Halswirbelsäule günstig beeinflußt, Verspannungen können sich innerhalb von Sekunden lösen, Schwindelbeschwerden können innerhalb von Sekunden aufhören. Ein Versuch mit Neuraltherapie ist praktisch immer angezeigt. Außerdem kommt als homöopathisches Mittel meistens Gelsemium D12 (2 x 1 Tbl.tgl.) in Frage, was über mehrere Wochen eingenommen werden sollte. Kommt man mit der HWS-spezifischen Behandlung nicht klar und bleiben die Schwindelbeschwerden bestehen, ist meistens wieder Cocculus Mittel der ersten Wahl.

Sinugener Schwindel
Sehr häufig, vor allem wenn man danach sucht, werden Schwindelbeschwerden durch eine Sinusitis ausgelöst. Auffallenderweise klagen die Patienten dabei nicht über Oberkieferschmerzen oder Stirnkopfschmerzen, quasi als »Nebenbefund« wird die Sinusitis diagnostiziert. Neben den üblichen physikalischen Maßnahmen *(vgl. Seite 63f.)* ist Mittel der ersten Wahl Silicea D6 (3 x 1 Tbl.tgl.).

Man kann damit gleichzeitig beobachten, wie die Sinusitis besser wird und die Schwindelbeschwerden rasch abnehmen.

Erkrankungen der Nase und Nasennebenhöhlen

Nasenfurunkel

Nasenfurunkel sind meistens Staphylokokkeninfekte, die von den Haarbälgen des Vestibulum nasi ausgehen. Sie treten immer im Bereich der Haut auf, nicht im Bereich der Schleimhaut. Nasenfurunkel sind relativ gefürchtet, weil durch Keimverschleppung eine Thrombophlebitis oder Sinus-Cavernosus-Thrombose auftreten kann. Ein Frühsymptom ist eine schmerzhafte Vena angularis an der Nasenwurzel. Nasenfurunkel sind hochrot, stark schmerzhaft und beginnen meist recht plötzlich. Dies führt bereits zum Arzneimittelbild von Belladonna. Therapie der Wahl ist Belladonna D30 (3 x 5 globuli im Abstand von 12 Std.). Zusätzlich kommt noch eine Lokalbehandlung mit Traumeel®-Salbe in Betracht, meistens ist dies aber nicht nötig.

Häufig haben die Patienten ständig Nasenfurunkel, zum Teil auch Furunkel in anderen Gegenden. Hierbei muß immer an einen Diabetes mellitus gedacht werden. Ist ein solcher ausgeschlossen, kommt eine homöopathische Behandlung mit Staphisagria in verschiedenen Potenzen in Betracht. Bei einer Langzeitbehandlung ohne aktuelle Furunkel beginne ich mit Staphisagria LM VI (3 Kügelchen vor dem Frühstück) über mehrere Wochen.

Rhinitis

Akute Rhinitis
Eine akute Rhinitis ist nicht in jedem Fall behandlungsbedürftig. Häufig verschwindet der banale Schnupfen nach einigen Tagen, wie er gekommen ist. Oft wird allerdings der Fehler gemacht, daß »symptomatisch« behandelt wird, insbesondere mit Nasentropfen, was dann zur Austrocknung der Nase und schneller zu einer Sinusitis führt. Durch fiebersenkende Medikamente wird eine scheinbare Gesundheit produziert, wodurch der betreffende Patient sich zuviel zutraut und die Krankheit verschleppt. Gelegentlich wird der Niesreiz mit Antihistaminika unterdrückt, was ebenfalls die Ausheilung verzögert. Die akute Rhinitis ist dann immer behandlungswürdig, wenn sie erfahrungsgemäß in ein chronisches Stadium übergeht oder immer relativ schwer verläuft oder sehr oft auftritt. Wie bei jeder plötzlichen Infektionskrankheit ist das erste Mittel Aconit D30 (3 x 5 globuli im Abstand von 2 Std.). Dies reicht allein schon oft aus. Bei wäßriger Nasensekretion mit Niesreiz ist Allium cepa D6 (3 x 1 Tbl. tgl.) angezeigt.

Besteht der Schnupfen mit wenig Sekretion und leichten Austrocknungserscheinungen ist Luffa D6 (3 x 1 Tbl.tgl.) das richtige Mittel. Bei Schnupfen mit grünlicher Sekretion, insbesondere bei Kindern, wird Thuja D3 (3 x 1 Tbl.tgl.) gegeben. Ist der Schnupfen mehr gelb, ist Kalium bichromicum D4 (3 x 1 Tbl.tgl.) Mittel der Wahl. Tritt der Schnupfen in geschlossenen Räumen auf und ist die Atmung im Freien wesentlich besser, obwohl der Patient stark friert, ist Nux vomica D12 (2 x 1 Tbl.tgl.) angezeigt. Bei stark gerötetem Naseneingang ist Arsenicum album D12 (2 x 5 Tropfen tgl.) Mittel der Wahl. Auch hier friert der Patient relativ stark und wacht nachts um 3 Uhr an seinem Schnupfen auf. Beim Säuglingsschnupfen hilft Sambucus nigra D2 (3 x 5 globuli tgl.). Eine Lokalbehandlung ist meistens nicht erforderlich. Manche Patienten sind aber derart an Nasentropfen gewöhnt, daß sie unbedingt etwas brauchen. In diesem Fall sind Luffa-Nasentropfen (Firma DHU) oder Euphorbium-compositum-Nasenspray® (Firma Heel) bewährt.

Chronische Rhinitis
Eine chronische Rhinitis ist naturgemäß wesentlich schwerer zu behandeln als eine akute Rhinitis. Zunächst muß natürlich immer eine Allergie ausgeschlossen werden, die häufig hinter einer chronischen Rhinitis steckt, auch eine Nahrungsmittelallergie. Die Causa der Rhinitis muß unter Umständen mitbehandelt werden. Aufgrund psychischer Probleme kann ein Patient »die Nase voll haben«, er entwickelt einen chronischen Schnupfen. Häufig besteht ein Abusus von Nasentropfen, aber nur wenige meiner Patienten kommen nach Abusus ohne Nasentropfen aus. Ganz schwierig ist auch die Behandlung, wenn zuvor Celestamine® eingenommen wurde. Leider wird dies häufig bei chronischem Schnupfen verordnet, die Patienten sind derart süch-

tig danach, daß das Mittel kaum abzusetzen ist. Außerdem sind die Patienten nach Celestamine® reaktionsstarr, so daß die homöopathische Behandlung nicht gleich greift.

Bei einer chronischen Rhinitis mit zähem weißlich-gelbem Schleim ist Kalium bichromicum D4 (3 x 1 Tbl.tgl.), später Kalium bichromicum D6 angezeigt. Bei mehr grünem Sekret, wie bei der akuten Rhinitis, Thuja D3, wobei später auch noch andere Potenzen zum Einsatz kommen. Bei weißlichem Sekret kann mit Luffa D6 über längere Zeit behandelt werden. Beim angeborenen Schnupfen der Säuglinge ist eine Einmalgabe von Luesinum D200 angezeigt. Bei verstopfter Nase ohne wesentliches Sekret ist eine Einmalgabe von Natrium muriaticum D200 Mittel der Wahl *(vgl. Behandlungstabelle, Seite 108)*.

Rhinitis sicca
Hier ist ausnahmsweise eine Lokalbehandlung günstiger als eine reine homöopathische Behandlung. Ich behandle über längere Zeit lokal mit einer speziellen Nasensalbe (Nasensalbe Dextropur 4,0; Adipis lanae 10,0 Paraff. liquid. ad 20,0).
Zusätzlich ist die Gabe von Luffa D6 (3 x 1 Tbl.tgl.) über 4 Wochen, anschließend Luffa D12 (2 x 1 Tbl.tgl.) angezeigt.

Ozäna
Die Ozäna, oder weniger vornehm »Stinknase«, zeichnet sich durch ein extrem zähes Sekret und eine zahlreiche Borkenbildung im Naseninnern aus. Das Sekret stinkt häufig. Die Patienten sind in der Gesellschaft dadurch unter Umständen erheblich behindert. Die Nasenmuscheln sind meistens auffallend klein. Sehr häufig findet sich die Ozäna bei Osteuropäern und bei Jugoslawen.
Die homöopathische Behandlung hilft hier wesentlich weiter, da die schulmedizinische Behandlung bei dieser Krankheit nicht viel zu bieten hat. Mittel der Wahl ist Kalium bichromicum D4 und Hydrastis D3, welches im Wechsel 3 mal am Tag über Monate gegeben wird. Zusätzlich kommt noch unter Umständen eine Lokalbehandlung mit Salzspülungen und einer Nasensalbe (Nasensalbe Dextropur 4,0 Adipis lanae 10,0 Paraff. liquid. ad 20,0) in Frage.

Sinusitis

Es ist hier zu unterscheiden zwischen Entzündungen der vier verschiedenen Nebenhöhlen (Sinus maxillares = Kieferhöhlen, Sinus frontales = Stirnhöhlen, Sinus sphenoidales = Keilbeinhöhlen und Sinus ethmoidalis = Siebbeinzellen).
Eine Nasennebenhöhlenentzündung kann die verschiedensten Kopfschmerzsymptome zur Folge haben, insbesondere Oberkieferschmerzen beidseits, die sich beim Bücken verschlechtern, diffuser Druck im Stirnbereich, Schläfenkopfschmerzen, neuralgieforme Schmerzen usw.. Die Schmerzsymptomatik hängt meistens davon ab, welche Region des Nebenhöhlengebiets mehr oder weniger befallen ist. Bei einer Sinusitis werden meiner Ansicht nach in der HNO-Heilkunde die meisten Fehler gemacht. So ist im allgemeinen nicht der Zusammenhang zwischen der Darmflora und dem Nasennebenhöhlensystem bekannt. Bei einer normalen Darmflora gibt es praktisch keine Nasennebenhöhlenentzündung. Den Zusammenhang kennen die Chinesen schon mehrere tausend Jahre, er läßt sich aus den Akupunkturregeln leicht ableiten. Anamnestisch geben Patienten mit Nebenhöhlenerkrankungen praktisch immer auch Darmbeschwerden an. Auffallenderweise benötigt man für die Behandlung von Nasennebenhöhlenentzündungen und Darmerkrankungen wie Colitis ulcerosa und

Morbus *Crohn* fast die selben homöopathischen Arzneien. Gibt man bei einer akuten eitrigen Kieferhöhlenentzündung Antibiotika, werden nicht nur die Keime in der Kieferhöhle (vielleicht) abgetötet, sondern auch die physiologische Darmflora. Durch die iatrogene Darmerkrankung wird die akute Sinusitis chronisch, das zweite und dritte Antibiotikum wirkt auch nicht mehr, die Kieferhöhlen werden operativ »saniert«, womit der Patient dann meistens seine Beschwerden für immer behält. Mit abschwellenden Nasentropfen wird die Nasenschleimhaut ausgetrocknet, so daß die Nasenluftpassage weiter eingeschränkt wird und die natürlichen Ostien verlegt werden. Außerdem haben dadurch die Bakterien wesentlich bessere Möglichkeiten, in noch nicht befallene Regionen vorzudringen. Mit Schmerzmitteln und fiebersenkenden Mitteln wird das Fieber unterdrückt, so daß ein natürlicher Abwehrmechanismus des Körpers außer Funktion gesetzt wird.

Mit der Kieferhöhlenspülung werden zusätzliche Keime in die Kieferhöhlen eingebracht.

Krankheitssymptome sollten nicht unterdrückt werden, vielmehr muß regulierend in den Krankheitsverlauf eingegriffen werden. Bei Schnupfen und Sinusitis sollte in jedem Fall auf abschwellende Nasentropfen, Schmerzmittel, fiebersenkende Mittel und Antibiotika verzichtet werden *(vgl. Behandlungstabelle, Seite 108f.)*.

Akute Sinusitis maxillaris, Empyem
Es handelt sich um eine Krankheit, die in einer HNO-Praxis sehr häufig vorkommt, vor allem in den Wintermonaten.

Früher führte ich selbst auch Kieferhöhlenspülungen durch, seit ich aber nach dem folgenden Schema behandle, hatte ich keinen Fall mehr, bei dem eine Spülung nötig war.

Zunächst gebe ich einmalig Aconit D30 (3 x 5 globuli im Abstand von 2 Std.), anschließend Cinnabaris D3 (3 x 1 Tbl.tgl.) oder bei Versagen Kalium bichromicum D4 (3 x 1 Tbl.tgl.). Zusätzlich verordne ich als Begleitmedikation Sinupret® und lasse mit Kamille und Emser Salz inhalieren. Zu Beginn ist außerdem eine Eigenblutspritze günstig. Hierbei entnehme ich 1 ml Venenblut, vermische es mit etwas Natriumcitrat und 1 ml Procain und injiziere die Mischung intramuskulär. In schweren Fällen sollte wegen der Darmbeteiligung Zucker, Weißbrot und Schweinefleisch verboten werden. Bei sehr starken Schmerzen kann zusätzlich Procain in die Fossa canina (Grube vor der Kieferhöhle) injiziert werden.

Das Schema ist insgesamt relativ einfach und hilft bei über 90 % der akuten Kieferhöhlenentzündungen. Bei Versagen muß auch an andere homöopathische Mittel gedacht werden, insbesondere kommen Arsenicum album, Natrium muriaticum, Sulfur, Lycopodium, Lachesis oder Pulsatilla in Betracht.

Akute Sinusitis frontalis, Empyem
Eine eitrige Sinusitis frontalis ist wesentlich gefährlicher als eine eitrige Kieferhöhlenentzündung. Gefürchtet ist der Durchbruch der relativ dünnen Stirnhöhlenhinterwand mit folgendem Hirnabszeß. Glücklicherweise habe ich noch niemals in der Praxis einen derartigen Krankheitsverlauf gesehen.

Tritt ein ausgeprägtes Oberlidödem auf, muß der Patient streng kontrolliert werden. Bei einer Sinusitis frontalis treten fast regelmäßig sehr starke Stirnkopfschmerzen auf.

In diesem Fall gebe ich als erstes Mittel einmalig Natrium muriaticum D200. Ansonsten wird mit hohen Einlagen und *Muck*schen Saugungen behandelt, dabei wird der Eiter durch die Nase von der Stirnhöhle abgesaugt. Außerdem erhalten die Patienten wie bei einer eitrigen Kieferhöhlenentzündung Cinnabaris D3 und Sinupret®, Inhalationen und Rotlichtbestrahlungen und eine Eigenblutspritze. Bei extremen Kopfschmerzen injiziere ich noch zusätzlich Novocain® in den Schmerzpunkt.

Sinusitis maxillaris chronica
Eine chronische Kieferhöhlenentzündung ist durch einen langandauernden Verlauf gekennzeichnet, es treten immer wieder Episoden von akuten Kieferhöhlenentzündungen auf, häufig bestehen Kopfschmerzen im Oberkiefer- oder Stirnbereich und chronische Schnupfenbeschwerden. Oft steht eine Allergie oder eine Quecksilberintoxikation hinter derartigen Beschwerden, dies muß natürlich abgeklärt werden. Selbstverständlich muß auch an einen Fremdkörper in der Kieferhöhle gedacht werden oder auch an ein Karzinom. Tumore in diesem Bereich sind allerdings glücklicherweise relativ selten.
Bei chronischer Sinusitis maxillaris hat sich eine Mischung (Kalium bichromicum D12, Sulfur jodatum D6, Allium cepa D4 Luffa D12) sehr bewährt. Es werden 3 x 5 Tropfen tgl. eingenommen, etwa 1 bis 2 Monate lang. Ansonsten gebe ich als Resorptions- und Eiterungsmittel Sulfur jodatum D12. Bei einseitiger chronischer Sinusitis mit übelriechender Sekretion wird Hepar sulfuris D6 (3 x 1 Tbl.tgl.) verordnet. Als chronisches Eiterungsmittel kommt Silicea D6 (3 x 1 Tbl.tgl.) in Frage. Silicea ist auch das Mittel der Wahl bei gleichzeitig bestehenden Schwindelbeschwerden, beim sogenannten sinugenen Schwindel *(vgl. Seite 61)*. Bei entsprechenden Modalitäten (Platzangst, Hochhausangst und häufige Magenschmerzen) ist Argentum nitricum D12 (2 x 1 Tbl.tgl.) das Heilmittel. Bei jeder Sinusitis muß nach einer Darmerkrankung gefragt werden. Die meisten Patienten geben dabei Probleme mit der Verdauung an. Häufig steckt eine Allergie hinter der chronischen Sinusitis,

insbesondere eine Nahrungsmittelallergie. In diesen Fällen ist immer sehr individuell zu behandeln. Karenzmaßnahmen sind oft nicht möglich wegen einer polyvalenten Allergie oder werden vom Patienten mangels Einsicht nicht eingehalten.
Je nach Ausprägung der allergischen Komponente wird zunächst die Allergie als solche behandelt *(vgl. Seite 85ff.)*.

Krankengeschichte: Am 17. 11. 1986 suchte eine damals 45jährige Patientin, I.P., meine Praxis auf.
Sie klagte über einen eitrigen Schnupfen seit Wochen, Fieber, Kopfschmerzen über beiden Augen. Vorausgegangen war eine antibiotische Behandlung. Bei der Untersuchung fand sich eine ausgeprägte Verbiegung der Nasenscheidewand nach links (Septumdeviation), es war kein Eiter erkennbar. Auf der Schädelaufnahme im okzipito-mentalen Strahlengang fand sich eine völlige Verschattung der rechten Kieferhöhle. Die Stirnhöhlen waren frei. Zur akuten Schmerzlinderung injizierte ich Novocain® in die rechte Fossa canina (an die Kieferhöhle), rezeptierte Kalium bichromicum D4 und Sinupret® und begann mit einer physikalischen Behandlung. Am 26. 11. ging es der Patientin deutlich besser. Am 5. 12. 1986 wurde sie notfallmäßig vom Hausarzt erneut geschickt, da die Kopfschmerzen nicht mehr auszuhalten seien. Ich machte notfallmäßig eine Endoskopie der rechten Kieferhöhle. Es fand sich damals schwärzlich verdickte Schleimhaut mit weißem Eiter, zum Teil übelriechend. Zum Ausschluß einer tumorösen Erkrankung oder einer Tuberkulose führte ich eine Probebiopsie durch. Es handelte sich histologisch um eine schwere unspezifische Entzündung. Mittels konventioneller Röntgentomographie wurde eine Entzündung anderer Nebenhöhlen ausgeschlossen. Ich behandelte weiterhin mit Kalium bichromicum D4 und Sinupret®, worauf sich eine gewisse Besserung einstellte. Sie kam dann wieder am 2. 2. 1987. Sie klagte über gelegentliche Kopfschmerzen rechts, die aber auszuhalten seien. Gleichzeitig berichtete sie von einem Magengeschwür, welches nicht abheilen wollte, was sicher mit der laufenden Scheidung zusammenhänge. Ich

rezeptierte zur Weiterbehandlung den Sinusitis-Cocktail (Kalium bichromicum D12, Luffa D12, Allium cepa D4, Sulfur jodatum D6, àa ad, 80,0 D.S. 3 x 5 Tropfen täglich vor dem Essen). Ich bestellte die Patientin wieder ein, sie kam aber erst wieder am 3. 11. 88. Sie klagte über mäßige Oberkieferschmerzen rechts, die die ganze Zeit bestanden hätten. Sie war in Kur, dort wurde wieder röntgenologisch eine Sinusitis maxillaris rechts festgestellt, und sie wurde angewiesen, sich bei mir wieder vorzustellen. Diesmal wurde mir die homöopathische Mittelfindung sehr erleichtert. Sie brachte einen Brief vom Kurarzt mit, auf dem knapp einige Diagnosen aufgeführt wurden, die natürlich alle nichts miteinander zu tun hätten: 1. Magengeschwür, 2. chronische Kieferhöhlenentzündung rechts, 3. Neurose (Platzangst und Höhenangst). Ich schaute mir daraufhin die Patientin genauer an, die ja in meine Praxis immer nur mehr oder weniger unfreiwillig kam.

Die jetzt 48jährige Patientin hat dunkle Augen, braunes, langes Haar.

Sie ist weder adipös noch untergewichtig. Die Haltung ist relativ schlaff. Sie ist unruhig und nervös. Das Vertrauen in die Medizin hat sie wohl etwas verloren, da ihr doch kein Arzt richtig helfen könne. Über Schwindelbeschwerden klagt sie nicht. Sie mag zwar gern Süßes, verträgt es aber vom Magen her nicht. Sie habe eine panische Angst in einer Menschenmenge. Dies führt dazu, daß sie sich insgesamt von Gesellschaft zurückzieht. Die drei »unabhängigen« Erkrankungen passen alle zu Argentum nitricum. Sie erhält Argentum nitricum D12, 2 x tägl. 1 Tbl.

Diesmal geht alles recht rasch. Bereits am 10. 11. berichtet sie, daß die Magenbeschwerden wesentlich besser seien, ebenso die Kopfschmerzen.

Am 17. 11. läßt sich sonographisch keine Sinusitis mehr nachweisen. Sie hat keinerlei Kopf- und Magenschmerzen mehr, auch psychisch gehe es deutlich bergauf. Sie war seitdem nicht mehr in meiner Behandlung, ich habe aber erfahren, daß es ihr weiterhin gut geht.

Rhinosinusitis polyposa

Es handelt sich hierbei um einen Sonderfall der chronischen Sinusitis mit Polypenbildung, wobei die Polypen hauptsächlich im Siebbeinbereich über den mittleren Nasengang in die Nase wachsen. Praktisch immer besteht gleichzeitig auch noch eine chronische Kieferhöhlenentzündung, häufig auch noch eine chronische Keilbeinentzündung. In meiner Praxis hat sich eine Behandlung mit homöopathischen Einzelmitteln bei der Rhinosinusitis polyposa nicht bewährt. Sehr gut ist die Lokalbehandlung mit einer Nasensalbe (Teucreum marum ø 10 ml, Eucerini anhydr. ad 50,0 m.f.ungt. Nasensalbe), manchmal müssen zusätzlich in örtlicher Betäubung Polypen entfernt werden. Inhalationen mit Kamille und Emser Salz drängen die Polypen oft zurück. Selbstverständlich muß auch hier eine Allergie bzw. Amalgamintoxikation ausgeschlossen oder behandelt werden. Streng abzuraten ist von allen Formen der Nasennebenhöhlenchirurgie, da nur unnötig Narben gesetzt werden und die Ursache der Sinusitis nicht behandelt wird.

Krankengeschichte: Ein heute 52jähriger Mann, G.F., kam erstmals am 13. 3. 1990 in meine Praxis. Er wurde 1982 erstmals polypektomiert, seit 1988 sei das Geruchsvermögen deutlich eingeschränkt, seit Anfang 1989 rieche er überhaupt nichts mehr. Im Oktober 1989 wurden die Kieferhöhlen beidseits operiert, was für 4 Wochen eine Besserung aller Beschwerden brachte, dann kam es wieder ganz plötzlich zu einem völligen Verlust des Geruchsvermögens, außerdem war die Nasenluftpassage wieder stark eingeschränkt. Auffallenderweise war vor den Operationen kein Allergietest durchgeführt worden. Es wurde dann bei mir im Allergietest eine Reaktion auf Rind, Haselnuß und Milben festgestellt. Es fanden sich bei der Untersuchung beidseits vernarbte, atrophische, zystische Kieferhöhlen, außerdem Polypen im mittleren Nasengang rechts, der linke mittlere Nasengang war völlig zugeschwollen. Ich begann eine Behandlung mit Okoubaka D3 (3 x 10 Tropfen tgl.) wegen der Nahrungsmittelallergie und da allopathische Medikamente vorangegangen waren. Am 17. 4. 1990 berichtete der

Patient bereits von einer geringen Besserung, er rieche manchmal kurz etwas. Er erhielt eine Gabe Medorrhinum D200 und Kalium arsenicosum D12 (2 x 1 Tbl.tgl.). Am 22. Mai war der Geruchssinn wesentlich besser, die Polypen waren deutlich kleiner. Die Symptome besserten sich allmählich, der Patient klagte aber über eine Verschleimung im Nasenrachenbereich. Am 22. Mai erhielt der Patient einmalig Natrium muriaticum D200 und China D4. Die Gabe von Natrium muriaticum D200 wurde am 9. Juli wiederholt, am 6. 8. war der Patient praktisch völlig beschwerdefrei. Es fanden sich endonasal nur noch sehr kleine Polypen, das Geruchsvermögen hatte sich völlig normalisiert. Am 15. 10. 1990 kam es zu einem deutlichen Rückschlag, die Polypen waren wieder etwas größer, der Patient klagte wieder über eine Geruchsstörung. Die Gabe von Natrium muriaticum D200 wurde nochmals wiederholt, außerdem erhielt der Patient Luffa D6. Am 6. 11. 1990 und 11. 12. 1990 sagt der Patient, es sei »bemerkenswert besser«, er könne normal riechen und bekomme gut Luft durch die Nase. Die Behandlung wurde am 28. 6. 1991 abgeschlossen. Der Patient ist beschwerdefrei, keine Nasenpolypen zu erkennen, Kieferhöhle sonographisch unauffällig, Geruchsvermögen normal.

Anosmie

Bei einer Anosmie kommen die Patienten im Regelfall in die Praxis und klagen über eine »Geruchs- und Geschmacksstörung«. Das subjektive Gefühl der Geruchsstörung resultiert daraus, daß viele Wahrnehmungen beim Essen über das Geruchsorgan erfolgen, und nicht über das Geschmacksorgan. »Geschmeckt« wird lediglich süß, sauer, salzig und bitter. Die Wahrnehmung »scharf« geht über Schmerzsensoren, sämtliche Aromen gehen über den Geruchsnerv. Man kann ganz einfach selbst ausprobieren, wie sich eine reine Geruchsstörung auswirkt, indem man beim Essen die Nase zuhält. Bei einer Anosmie erreichen Geruchsstoffe häufig nicht die Riechrinne. Hat dies

mechanische Ursachen, muß entsprechend behandelt werden. Häufig sind Nasenpolypen die Ursache, es kann sich aber auch um eine diffuse Schleimhautschwellung bei einer Allergie oder einer Rhinitis handeln oder um eine Austrocknung der Nasenschleimhaut. Differentialdiagnostisch ist natürlich auch an Tumore im Olfaktoriusbereich zu denken. Eine tatsächlich gleichzeitige Geruchs- und Geschmacksstörung kommt praktisch nie vor, da die Wahrnehmungen völlig anders fortgeleitet werden. Häufig tritt eine Anosmie infolge eines Hinterkopftraumas auf, wobei die Riechfäden abreißen. Eine Behandlung ist nicht mehr möglich.

Handelt es sich um eine idiopathische Anosmie, gelingt die homöopathische Behandlung häufig mit einer Einmalgabe von Natrium muriaticum D200 und der Verordnung von Luffa D6 (3 x 1 Tbl.tgl.) und später Luffa D12 (2 x 1 Tbl.tgl.) über einen längeren Zeitraum. Dies führt in einem sehr großen Anteil der Fälle zu einer Wiederherstellung des Geruchsvermögens.

Krankengeschichte: Eine 61jährige Patientin, A.H., kommt erstmals am 27. September 1989 in meine Praxis. Sie hatte im Mai 1989 einen grippalen Infekt, seitdem rieche und schmecke sie nichts mehr. Beim Geruchs- und Geschmackstest werden alle Geschmacksstoffe und Salmiak erkannt, Geruchsstoffe werden nicht wahrgenommen. Die HNO-ärztlichen Spiegelbefunde sind sämtlich regelrecht, eine Sinusitis liegt nicht vor. Ich gab der Patientin einmalig Natrium muriaticum D200 und rezeptierte Luffa D6 (3 x 1 Tbl.tgl.). Am 25. Oktober 1989 war das Geruchsvermögen abgeschwächt wieder da, ich rezeptierte Luffa D12 (2 x 1 Tbl.tgl.), innerhalb von 4 Wochen normalisierte sich das Geruchsvermögen.

Epistaxis

Akutes Nasenbluten ist eine der Krankheiten, die homöopathisch sehr einfach behandelt werden können.

Kommt ein Patient blutend in die Praxis, ist das erste Mittel Phosphor D200 (intravenös). Das Nasenbluten steht unabhängig von der Ursache innerhalb von 5 bis 10 Minuten. Ich habe bis jetzt noch keinen einzigen Therapieversager erlebt. Die Ursache ist, wie gesagt, beim akuten Bluten zunächst einmal nebensächlich. Es kann sich um eine Hypertonie handeln, um ein Plasmozytom, um einen Morbus *Osler* oder eine schwere Infektion, eine Gerinnungsstörung oder eine lokale Irritation, die Blutung kommt praktisch immer zum Stehen. Allerdings muß die Nase dann natürlich anschließend untersucht werden, um die Ursache der Blutung abzuklären. Meistens blutet es von einem bestimmten Punkt der Nasenscheidewand, dem sogenannten Locus *Kieselbachii*.

Während die akute Blutung sehr einfach zu behandeln ist, und praktisch immer zum Stehen kommt, neigt die Erkrankung natürlich zu Rezidiven. Langwieriges Nasenbluten ist auch relativ gut homöopathisch zu behandeln, allerdings gibt es hier Therapieversager.

Auch bei rezidivierendem Nasenbluten ist Phosphor D200 das Mittel der ersten Wahl. Bei Kindern und Jugendlichen hilft häufig Cactus D6 (3 x 1 Tbl.tgl.), insbesondere wenn eine Herzanamnese bekannt ist. Ansonsten kommt bei Kindern und Jugendlichen Erigeron canadensis D6 (3 x 1 Tbl.tgl.) in Frage. Tritt vor dem Nasenbluten Kopfweh auf und sind die Kopfschmerzen schlagartig mit Beginn des Nasenblutens besser, ist Melilotus officinalis D6 (3 x 1 Tbl.tgl.) Mittel der Wahl. Insbesondere in diesem Fall verbietet sich eine Nasentamponade, da ansonsten die Kopfschmerzen chronisch werden können. Bei Nasenbluten infolge von Traumen ist Arnica zu verordnen (Arnica D2, alle 30 Min. eine Tabl.lutschen). Bei Venengeflechten am Locus *Kieselbachii* und gleichzeitig meist vorkommenden

Hämorrhoiden und Krampfadern ist Hamamelis D3 (3 x 1 Tbl.tgl.) über längere Zeit angezeigt.

Zusätzlich sind häufig physikalische Maßnahmen günstig, z.B. ein Eisbeutel im Nacken. Heiße Bäder und heißes Duschen sollte vermieden werden. Außerdem kommt noch im akuten Stadium eine Behandlung mit MSL-Salbe (Menthol 0,1; Sol. suprarenini 1:1000 1,5; Liqu.alu.acet. 3,0; Paraff. Liqu. Adeps Lanae anhyd. àa.ad. 30,0) oder einer anderen Nasensalbe (Dextropur 4,0; Adipis lanae 10,0; Paraff. liquid. ad 20,0) in Betracht.

Sollte dieses Therapieschema ausnahmsweise nicht zum Erfolg führen, hilft das Nachschlagen im Repertorium *(17)* weiter *(vgl. Behandlungstabelle, Seite 109)*.

Epipharynx

Adenoide Vegetationen bei Kindern

Im Volksmund werden die adenoiden Vegetationen als »Polypen« bezeichnet. Dies ist nicht korrekt und führt zu zahllosen Mißverständnissen, auch bei Ärzten. Während adenoide Vegetationen eine lymphatische Hyperplasie darstellen, die insbesondere im Kindesalter bis 10 Jahren auftritt, handelt es sich bei Nasenpolypen um echte Polypenbildung in der Nase, wie sie praktisch nur bei Erwachsenen vorkommen *(vgl. Seite 66)*. Die beiden Krankheitsbilder haben also überhaupt nichts miteinander zu tun. Werden die adenoiden Vegetationen bei Kindern operativ entfernt, ist dies eine »Adenotomie« und nicht eine »Polypektomie«.

Bei den adenoiden Vegetationen handelt es sich um lymphatisches Gewebe, welches nicht konstant ist. Das Gewebe kann größer und kleiner werden, was von der Infektionsbereitschaft und der Zahl der Infektionen abhängt. Bei rezidivierenden Infekten der oberen Luftwege im Kindesalter schwillt das Gewebe, durch das Anschwellen des Gewebes treten die Infekte häufiger auf, es kommt zu einem Teufelskreis. Treten einmal weniger Infekte auf, geht das lymphatische Gewebe wieder zurück. Im Regelfall ist mit 10 Jahren das lymphatische Gewebe praktisch nicht mehr nachweisbar, es persistiert nur ausnahmsweise im Erwachsenenalter. »Adenoide Vegetationen« im Erwachsenenalter sind daher immer karzinomverdächtig.

Da es sich nicht um ein statisches Gewebe handelt, ist auch die Entfernung der adenoiden Vegetationen durch eine Operation nur selten nötig. Die adenoiden Vegetationen können vielmehr homöopathisch verkleinert werden. Dabei muß eine Arznei verwandt werden, die einerseits direkt das lymphatische Gewebe im Epipharynx verkleinert, andererseits dafür sorgt, daß die Infekte nicht mehr so häufig auftreten. Günstig sind hierbei die Kombinationen von Barium und Calcium mit Halogenen. Außerdem ist die Verabreichung von Erbnosoden erforderlich, insbesondere Tuberkulinum wie bei fast allen chronischen Erkrankungen. Bei adenoiden Vegetationen ohne vergrößerte Mandeln bzw. ohne chronische Tonsillitis muß zunächst gefragt werden, wie oft die Kinder Antibiotika erhalten haben. Die meisten Kinder haben derartige Medikamente nämlich relativ häufig bekommen. In diesem Fall beginne ich mit einer Behandlung mit Nux vomica D200 und Okoubaka D3 glob. (3 x 5 glob.tgl.) für 4 Wochen. Allein diese Behandlung führt häufig bereits zu einer Stabilisierung, so daß die adenoiden Vegetationen deutlich zurückgehen. Anschließend wird die Behandlung mit Tuberkulinum D200 fortgesetzt, was einmalig verabreicht wird. Haben die Kinder keine Antibiotika zuvor erhalten, ist die Behandlung mit Nux vomica und Okoubaka nicht

erforderlich, man kann gleich mit Tuberkulinum beginnen. Anschließend gebe ich Barium jodatum D3 (3 x 1 Tbl.tgl.) für 4 Wochen, daraufhin Barium jodatum D4 (3 x 1 Tbl.tgl.) für 4 Wochen, dann Barium jodatum D6 (3 x 1 Tbl.tgl.) für 4 Wochen, darauf folgend Barium jodatum D12 (2 x 1 Tbl.tgl.) für 6 Wochen und zuletzt Barium jodatum D30 (1 Tbl. sonntags v.d.Frühstück) für 6 Monate. Je nach Ausprägung der adenoiden Vegetationen muß gelegentlich von dem Schema abgewichen werden. Während der Behandlung dürfen keinesfalls Antibiotika verabreicht werden, da dies die adenoiden Vegetationen praktisch immer wieder vergrößert. Akute Infekte müssen unbedingt homöopathisch behandelt werden.

Der Fortgang der Behandlung ist häufig durch das direkte Betrachten der adenoiden Vegetationen zu kontrollieren, allerdings ist der Epipharynx naturgemäß nicht bei allen Kindern einsehbar. Es fällt aber auf, daß die Eltern sehr schnell berichten, daß die Kinder weniger schnarchen. Außerdem läßt sich am Ohrbefund der Verlauf kontrollieren, da ja häufig gleichzeitig eine Tubenbelüftungsstörung vorliegt, die mit zunehmendem Behandlungserfolg zurückgeht (vgl. Behandlungstabelle, Seite 109).

Epipharyngitis

Bei der isolierten Epipharyngitis handelt es sich um eine starke Verschleimung im Epipharynx bzw. um eine Eiterbildung im Epipharynx. Häufig ist die Epipharyngitis Begleitsymptom einer Sinusitis oder einer Angina, die Behandlung kann im dortigen Kapitel nachgelesen werden *(vgl. S. 63ff. und S. 70ff.)*. Im isolierten Befall des Epipharynx gebe ich Kalium bichromicum D4 (3 x 1 Tbl.tgl.) und Sinupret®. Gegebenenfalls lasse ich noch mit Emser Salz und Kamille inhalieren. Die Krankheit heilt problemlos aus.

Lymphatische Hyperplasie von Erwachsenen

Hierbei handelt es sich um Reste von adenoiden Vegetationen im Kindesalter. Eine homöopathische Behandlung dieser Reste ist meistens bei Erwachsenen relativ schwierig. Ich empfehle eine Behandlung mit Einmalgabe von Tuberkulinum D200 und der Verordnung von Mercurius bijodatus D12 (3 x 1 Tbl.tgl.) über mehrere Wochen. Je nach Beschwerdebild müssen aber gegebenenfalls diese Hyperplasien chirurgisch entfernt werden. Ein Karzinom ist hier natürlich immer auszuschließen.

Mund und Oropharynx

Akute Angina tonsillaris

Die verschiedenen Formen der Anginen sind homöopathisch sehr gut zu behandeln. Es gibt im Streitgespräch mit Nichthomöopathen immer wieder Auseinandersetzungen darüber, ob es nicht zu gefährlich sei, bei einer streptokokkenbedingten Angina auf ein Antibiotikum zu verzichten. Ich selbst halte die Behandlung einer akuten Angina mit homöopathischen Mitteln, solange sie richtig erfolgt, für unproblematisch. Es ist wohl unbestritten, daß Komplikationen um so weniger auftreten, je schneller die Angina ausgeheilt ist. Die homöopathische Behandlung geht im Regelfall wesentlich schneller als die antibiotische. Durch die antibiotische Behandlung wird die Rezidivneigung der Anginen gefördert, wodurch wiederum die Gefährdung erhöht ist. Ich habe sehr viele Patienten, die regelmäßig, z.B. alle 3 Monate, eine Streptokokkenangina bekamen, die Kollegen immer wieder mit Penicillin behandelten. Nach einer durchgemachten Angina ohne Antibiotika verschwanden dann die Rezidive *(vgl. Behandlungstabelle, Seite 109)*.

Streptokokkenbedingte Angina bzw. Scharlach

Beim Scharlach handelt es sich um eine Krankheit im Kindesalter, die in letzter Zeit in unserer Gegend sehr oft auftritt. Mitschuld an der Häufigkeit von Scharlach dürfte die ständige Penicillinbehandlung der Kinder und der Angehörigen sein. Die Patienten setzen sich nicht mit dem Scharlach auseinander und es folgen ständige Rezidive. Dadurch wird auch die Infektionskette unterhalten. Zum Teil geht es sogar so weit, daß vom Gesundheitsamt aus regelmäßig Rachenabstriche angefertigt werden und auch völlig gesunde Kinder ohne jegliche Symptome dann Antibiotika erhalten, wenn sie Streptokokkenträger sind. Dies ist sicher völlig unsinnig, da etwa 20 % unserer Bevölkerung beta-hämolysierende Streptokokken der Gruppe A im Hals haben. Ist der betreffende Patient damit im Gleichgewicht, so sehe ich da überhaupt keine Probleme. Treten Symptome auf, muß behandelt werden.

Dies ist glücklicherweise beim Scharlach relativ einfach, da praktisch immer das gleiche Mittel zum Erfolg führt.

Der Scharlach ist gekennzeichnet durch hochrote Tonsillen, die kaum eitrig sind. In diesem Fall ist Belladonna D30 (3 x 5 globuli im Abstand von 12 Std.) Mittel der Wahl. Danach ist der Scharlach praktisch immer ausgeheilt, auch wenn noch abstrichmäßig Streptokokken im Rachen vorhanden sind.

Sind die Mandeln bereits deutlich eitrig belegt und ist die Rötung weniger ausgeprägt, ist Mercurius solubilis D12 (3 x 1 Tbl.tgl.) häufig indiziert. Es ist oft so, daß mit Belladonna D30 begonnen wird und dann mit Mercurius solubilis D12 weiterbehandelt wird.

Ist die Schleimhaut dunkelrot und strahlen die Schmerzen ins Ohr aus, ist Phytolacca D6 (3 x 1 Tbl.tgl.) angezeigt.

Beginnt die Angina rechts und setzt sich links fort, ist Lycopodium D6 (3 x 1

Tbl.tgl.) das richtige Mittel, beginnt die Angina links und setzt sich rechts fort, ist Lachesis D12 (3 x 5 Tropfen tgl.) angezeigt. Bei einseitiger rechtsseitiger Angina verordne ich Apis D3 (alle 2 Std. 5 Tropfen).

Bei Erwachsenen ist zusätzlich die intravenöse Injektion der Dreierspritze (Echinacea D4, Lachesis D12, Pyrogenium C30) günstig. Bei Kindern kann dies naturgemäß nur selten durchgeführt werden. Zusätzlich versuche ich den Eiter durch Absaugen zu entfernen und pinsle mit Pyoctanin, außerdem unterstützt Mikrowellenbestrahlung die Heilung.

Wechselt die Angina ständig die Seite und geht von links nach rechts und von rechts nach links und wieder nach rechts, ist Lac caninum D6 (3 x 1 Tbl.tgl.) Mittel der Wahl wie bei allen wechselseitigen Beschwerden.

Herpangina

Es handelt sich um eine eher seltene Anginaform, die durch Coxsackie-Viren verursacht wird. Die Herpangina ist durch eine Bläschenbildung in der Schleimhaut und auf den Tonsillen gekennzeichnet. Im Gegensatz zur Stomatitis aphthosa finden sich die Bläschen auch auf den Tonsillen. Die Behandlung ist sehr sicher durchführbar mit Kalium bichromicum D4 (3 x 1 Tbl.tgl.). Zusätzliche Lokalmaßnahmen wie Pinselungen sind hier nicht nötig und bereiten nur unnötige Schmerzen.

Pfeiffersches Drüsenfieber (Monozyten-Angina)

Es handelt sich um eine Anginaform, die durch den *Epstein-Barr*-Virus verursacht ist und meistens auch mit einer Leber- und Milzschwellung einhergeht. Das *Pfeiffer*sche Drüsenfieber wird im Anfang häufig mit einer bakteriell bedingten Angina verwechselt. Die Mandeln sind meistens sehr groß, hochrot und eitrig belegt. Serologisch und aus

dem Differentialblutbild ist die Diagnose einfach zu stellen. Auch hier kann die homöopathische Behandlung die Heilung beschleunigen. Mittel der Wahl ist Kalium jodatum D3 (3 x 10 Tropfen tgl.). Ansonsten sollten wieder Lokalmaßnahmen erfolgen wie Absaugen der Mandeln, Pyoctaninpinselungen und Mikrowellenbestrahlung.

Peritonsillarabszeß

Der Peritonsillarabszeß ist ein sehr gefährliches Krankheitsbild, das meistens sehr dramatisch abläuft und zur Sepsis führen kann. Außerdem ist ein Übergreifen des Ödems auf den Racheneingang mit Erstickungsgefahr möglich. Der Abszeß kann sich ausbreiten als parapharyngealer Abszeß mit Thrombose der Vena jugularis. Ich persönlich habe relativ lang gebraucht, bis ich in der Lage war, einen Peritonsillarabszeß ohne Antibiotika und ohne chirurgische Behandlung in den Griff zu bekommen. Inzwischen gelingt die Behandlung in praktisch allen Fällen sehr sicher.

Um den Abszeß zum Einschmelzen zu bringen, verabreiche ich Hepar sulfuris D200 (3 x 5 globuli im Abstand von 2 Std.).

Außerdem erhalten die Patienten die Dreierspritze (Echinacea D4, Lachesis D12 und Pyrogenium C30) intravenös. Bei rechtsseitigem Abszeß wird Apis D3 (alle 2 Std. 5 Tropfen), bei linksseitigem Abszeß Lachesis D12 (alle 2 Std. 5 Tropfen) verabreicht. Zusätzlich führe ich eine Mikrowellenbestrahlung durch.

Bei der Behandlung dieser Erkrankung finden sich die meisten Widersprüche zu den konventionellen HNO-Lehrbüchern, die meistens eine Abszeßtonsillektomie und/oder antibiotische Behandlung fordern. Ich sehe hierzu überhaupt keinen Grund.

Ich halte hier die schulmedizinische Behandlung für viel zu gefährlich, zahl-

reiche Todesfälle nach Abszeßtonsillektomie sind bekannt. Insbesondere ist
die Nachblutung nach Abszeßtonsillektomie gefürchtet. Der Nachteil der
homöopathischen Behandlung ist in
diesem Fall allerdings, daß die Patienten täglich kontrolliert werden müssen,
auch am Wochenende.

Krankengeschichte: Eine 24jährige Patientin, J.T., kam erstmals am 26.April 1990 in
meine Praxis. Sie klagte über starke rechtsseitige Halsschmerzen seit dem 18. April,
die vom Hausarzt mit Meditonsin® behandelt worden waren. Es fand sich eine ausgeprägte Rötung und Vorwölbung des rechten
vorderen Gaumenbogens. Die sonstigen
HNO-ärztlichen Spiegelbefunde waren regelrecht. Auch sonographisch ließ sich ein
Abszeß nachweisen. Ich verabreichte Hepar
sulfuris D200 (3 x 5 Kügelchen im Abstand
von 2 Std.), injizierte die Dreierspritze
(Echinacea D4, Lachesis D12 und Pyrogenium C30) intravenös und rezeptierte Apis
mellifica D3 (alle 2 Std. 5 Tropfen), außerdem wurde eine Mikrowellenbestrahlung
der rechten Halsseite durchgeführt. Am 27.
April war der Befund nicht besser, am 28.
April war der Befund bereits deutlich rückläufig, die Behandlung wurde unverändert
fortgesetzt. Am 30. April war der Abszeß
weiterhin rückläufig, am 2. Mai platzte der
Abszeß, die Patientin war praktisch beschwerdefrei, ab 8. Mai war die Patientin
wieder voll arbeitsfähig.

Chronische Tonsillitis

Unter chronischer Tonsillitis verstehe
ich langandauernde Beschwerden
durch die Mandeln. Dies können mechanische Beschwerden durch zu große
Mandeln sein, aber auch chronisch eiternde Mandeln oder immer rezidivierende akute Anginen.
Eine Tonsillektomie sollte unbedingt
vermieden werden, da die Ursache der
chronischen Tonsillitis letztendlich
nicht die Mandeln sind, sondern die betreffende Diathese des Patienten, die
behandelt werden muß. Außerdem
sind Beschwerden nach Tonsillektomie

sehr häufig *(vgl. Seite 74), (vgl. Behandlungstabelle, Seite 110)*.

Kinder
Ein Großteil der chronischen Mandelentzündungen betrifft Kinder. Glücklicherweise sind diese relativ gut in Griff
zu bekommen. Ist eine häufige antibiotische Behandlung vorausgegangen,
verabreiche ich einmalig Nux vomica
D200 und rezeptiere für 4 Wochen
Okoubaka D3 (3 x 5 globuli tgl.). Anschließend erhalten die Kinder eine
Gabe Tuberkulinum D200.
Dunkelhaarige Kinder bekommen darauf Calcium jodatum D3 (3 x 1 Tbl.
tgl.) für 4 Wochen, dann Calcium jodatum D4 (3 x 1 Tbl.tgl.) für 4 Wochen,
dann Calcium jodatum D6 (3 x 1
Tbl.tgl.) für 4 Wochen, anschließend
Calcium jodatum D12 (2 x 1 Tbl.tgl.)
für 6 Wochen, und zuletzt Calcium jodatum D30 für 6 Monate (1 Tbl. sonntags v.d. Frühstück). Bei hellhaarigen
Kindern ist das Schema folgenderma-
ßen: Calcium bromatum D3 (3 x 1
Tbl.tgl.) für 4 Wochen, dann Calcium
bromatum D4 (3 x 1 Tbl.tgl.) für 4 Wochen, daraufhin Calcium bromatum D6
(3 x 1 Tbl.tgl.) für 4 Wochen, anschließend Calcium bromatum D12 (2 x 1
Tbl.tgl.) für 6 Wochen und abschlie-
ßend Calcium bromatum D30 (1
Tbl.sonntags v.d.Frühstück).
Als Zwischenmittel kommt gegebenenfalls noch eine Gabe Medorrhinum
D200 und/oder eine Gabe Luesinum
D200 in Frage.
Handelt es sich um typische Calcium
carbonicum- oder Barium carboni-
cum-Kinder, kann auch nach dem obi-
gen Schema mit Calcium carbonicum
oder Barium carbonicum (ab D4) behandelt werden. Den Erfolg der Behandlung kontrolliere ich immer daran,
wie häufig noch Anginen auftreten
bzw. wie sich der Abstand zwischen
den Tonsillen vergrößert. Werden während dieser Behandlung Antibiotika
von anderen Ärzten verabreicht (z.B.

von Sonntagsdienstärzten), kommt es regelmäßig zu einer deutlichen Verschlechterung des Krankheitsbildes mit Größenzunahme der Tonsillen. Ist eine antibiotische Behandlung leider erfolgt, muß wieder mit Okoubaka D3 begonnen werden.

Lassen sich Eltern bei jeder Angina wieder zu der Gabe von Antibiotika überreden, ist leider eine homöopathische Behandlung zwecklos. Die Eltern müssen vielmehr überzeugt werden, daß sie Sonntagsdienstärzte meiden, da dies praktisch immer mit der Verordnung von Antibiotika verbunden ist.

Krankengeschichte: Der 3jährige Junge, F.T., wird mir erstmals am 4. 5. 1988 vorgestellt. Die Eltern berichten, daß er bisher fünf Anginen hatte, die jeweils hochfieberhaft verliefen und immer antibiotisch behandelt wurden. Er schnarche nachts und höre oft schlecht. Der Junge ist relativ klein für sein Alter, sehr dünn und dunkelhaarig. Der Mund steht offen. Es findet sich ein beidseitiges Mukotympanon, die Nase ist voller wäßrig-schleimigem Sekret, der Epipharynx ist durch adenoide Vegetationen größtenteils verlegt, die Tonsillen sind sehr groß und berühren sich in der Mitte fast. Der Junge erhält zunächst eine Gabe Tuberkulinum D200 und Calcium jodatum D3 (3 x 1 Tbl. tgl.). Am 25. 5. tritt wieder eine eitrige Angina auf, die mit einer Einmalgabe Aconit D30 und Mercurius solubilis D12 (3 x 1 Tbl.tgl.) behandelt wird, bei Verzicht auf Calcium jodatum. Am 31. 5. sind die Mandeln noch leicht gerötet, es wird die Behandlung mit Calcium jodatum D3 fortgesetzt. Am 3. 6. 1988 erhält der Junge eine Gabe Luesinum D200, die Behandlung wird mit Calcium jodatum D4 weitergeführt. Im Juni bekommt der Junge an einem Wochenende Halsschmerzen. Die Mutter gibt von sich aus Mercurius solubilis D12 für einen Tag, danach sind die Halsschmerzen weg. Am 6. Juli geht es insgesamt bereits deutlich besser, der Junge schnarcht nicht mehr, der Schnupfen ist weg. Die Choanen sind zur Hälfte frei, die Trommelfelle retrahiert, es läßt sich aber kein Paukenerguß mehr erkennen. Der Abstand zwischen den Tonsillen beträgt über 1 cm. Die Behandlung wird mit Calcium jodatum D6 (3 x 1

Tbl.tgl.) und ab 10. 8. 88 mit Calcium jodatum D12 (2 x 1 Tbl. tgl.) fortgesetzt. Am 4. 10. ist der inzwischen vierjährige Junge subjektiv beschwerdefrei, es sind keine Halsschmerzen mehr aufgetreten. Nach Angaben der Mutter hört er normal. Die Tubenbelüftung ist jetzt frei, der Epipharynx ebenso, der Abstand zwischen den Tonsillen beträgt 2 cm. Zur Stabilisierung erhält der Patient für 6 Monate Calcium jodatum D30 (1 Tbl. pro Woche).

Er kommt ohne wesentliche Infekte durch den Winter. Es sind am 16. 3. 89 weiterhin keine adenoiden Vegetationen nachweisbar.

Erwachsene

Die Behandlung der chronischen Tonsillitis bei Erwachsenen ist wesentlich schwieriger als bei Kindern, da die Ursachen meist länger zurückliegen und Erwachsene auf homöopathische Mittel weniger gut ansprechen. Eine häufige Ursache der chronischen Mandelentzündung bei Erwachsenen sind Amalgamfüllungen. Dies muß unbedingt abgeklärt werden. Auch kommen Allergien in Betracht, insbesondere Nahrungsmittelallergien.

Bei den Erwachsenen empfiehlt sich auch eine Behandlung mit Erbnosoden wie Tuberkulinum D200, Medorrhinum D200 und Luesinum D200. Eine langfristige Therapie mit Mercurius bijodatus D12 (3 x 1 Tbl.tgl.) und später Mercurius bijodatus D30 (1 Tbl.sonntags v.d.Frühstück) ist sinnvoll. Häufig müssen auch noch Konstitutionsmittel verabreicht werden. Als weiteres Mittel kommt Mercurius solubilis D12 (3 x 1 Tbl.tgl.), später Mercurius solubilis D30 (1 Tbl.sonntags) oder Silicea D6 (3 x 1 Tbl.tgl.), später Silicea D12 (2 x 1 Tbl.tgl.) und dann Silicea D30 (1 Tbl.sonntags) in Frage. Zusätzlich können die Tonsillen mit Procain (Novocain®) neuraltherapeutisch umspritzt werden. Dabei injiziere ich paratonsillär je 1 ml Novocain; dies wird nach 1 Woche und nach weiteren 4 Wochen wiederholt.

Zustand nach Tonsillektomie

Jede Tonsillektomie führt zur Narbenbildung, die beim einzelnen Patienten mehr oder weniger ausgeprägt ist. Auffallend haben solche Patienten, die wüstere Narben haben, auch deutlich mehr Beschwerden. Leider spüren die Patienten die Schmerzen nicht am Ort der Narben, sondern an anderer Stelle, so daß die Tonsillektomie häufig nicht als Ursache erkannt wird. Typischerweise treten Schmerzen nach Tonsillektomie nach 5 Jahren auf. Sie beginnen im Bereich der oberen Halswirbelsäule und strahlen in den medianen Stirnbereich aus. Wie alle Narben können auch die Tonsillektomienarben diffuse Kopfschmerzen verursachen. Außerdem tritt bei Z.n.Tonsillektomie häufig eine chronische Pharyngitis oder eine chronische Zungengrundtonsillitis auf, auch können sich Reste wie bei einer akuten Angina entzünden.

Das homöopathische Mittel der Wahl bei Narbenschmerzen, bedingt durch Tonsillektomie ist Calcium fluoratum. Ich gebe in diesem Fall Calcium fluoratum D4 (3 x 1 Tbl.tgl.) für 4 Wochen, anschließend Calcium fluoratum D6 (3 x 1 Tbl.tgl.) für 4 Wochen, dann Calcium fluoratum D12 (2 x 1 Tbl.tgl.) für 6 Wochen und später Calcium fluoratum D30 (1 Tbl.sonntags).

Alternativ kommt noch eine Behandlung mit Conium D4 nach dem gleichen Schema in Frage.

Auch hier ist eine neuraltherapeutische Behandlung möglich, wobei Procain in die Tonsillennarben injiziert werden muß.

Die Injektion selbst tut sehr weh, anschließend sind allerdings häufig die Beschwerden schlagartig verschwunden.

Wenn die Beschwerden nach mehreren Tagen rezidivieren, kann erneut injiziert werden.

Krankengeschichte: Eine 40jährige, etwas korpulente, aber dennoch sportliche, blonde, blauäugige Patientin kommt erstmals im Oktober 1987 in meine Praxis.

Sie klagt über Stirnkopfschmerzen beidseits seit mehreren Jahren, die praktisch immer latent vorhanden, vor allem aber bei Wetterwechsel besonders stark sind. 1967 erfolgte eine Tonsillektomie, nach Angaben der Patientin eigentlich ohne Grund. Nach der Tonsillektomie hatte sie Nachblutungen, außerdem starke Halsschmerzen. Es finden sich sehr wüste Tonsillennarben, ansonsten normale HNO-Spiegelbefunde. Eine Sinusitis wird ausgeschlossen. Die Patientin ist nach sportlicher Anstrengung sehr fit, Ruhe belastet sie eher. Sie wirkt leicht depressiv. Als homöopathisches »Narbenmittel« gebe ich Calcium fluoratum D4, 3 x tgl. 1 Tbl. Bereits nach 4 Wochen ist die Patientin beschwerdefrei. Sie setzt selbst aus Bequemlichkeit das Mittel ab. Da ein Rezidiv auftritt, wird dann mit Calcium fluoratum D6, 3 x tgl. 1 Tbl., später D12, 2 x 1 Tbl.tgl. und D30, 1 Tbl. pro Woche weiterbehandelt. Die Patientin bleibt dauerhaft beschwerdefrei. Aspektmäßig ändern sich die Narben dabei natürlich nicht.

Akute Pharyngitis

Die Behandlung der akuten Pharyngitis hängt von den Symptomen und dem Schleimhautbefund ab. Begonnen werden kann, wie bei jedem Infekt, mit Aconit D30 (3 x 5 Globuli im Abstand von 2 Std.). Anschließend wird bei hochroter Schleimhaut Belladonna D30 (3 x 5 Globuli im Abstand von 12 Std.) verabreicht. Wie bei der akuten Angina kommt bei livider Schleimhaut Phytolacca D6 (3 x 1 Tbl.tgl.) in Frage, bei rechtsseitiger Pharyngitis und bei blasser ödematöser Schleimhaut Apis D3 (alle 2 Std. 5 Tropfen) oder Apis D6 (3 x 5 Tropfen tgl.), bei linksseitiger Pharyngitis Lachesis D12 (3 x 5 Tropfen tgl.).

Bei akuten Halsschmerzen ohne organischen Befund ist Wyethia D6 (3 x 1 Tbl.tgl.) Mittel der Wahl *(vgl. Behandlungstabelle, Seite 110)*.

Chronische Pharyngitis

Die chronische Pharyngitis ist homöopathisch schwerer zu beeinflussen. Häufig liegt eine toxische Belastung durch Nikotin, Amalgam oder Arbeitsstoffe vor. Diese toxische Belastung muß natürlich beseitigt werden. Bei lymphatischen Hyperplasien der Rachenhinterwand ist Mercurius solubilis D12 (3 x 1 Tbl.tgl.) über längere Zeit angezeigt. Bei Varizen der Rachenhinterwand ist Hamamelis D3 (3 x 1 Tbl.tgl.), später D6 (3 x 1 Tbl.tgl.) Mittel der Wahl. Auch hier ist gelegentlich die Gabe der Erbnosoden (Tuberkulinum, Medorrhinum, Luesinum jeweils D200) indiziert. Auch ein Konstitutionsmittel muß gelegentlich verabreicht werden.

Mundsoor

Ein Mundsoor hängt häufig mit einem Soorbefall im ganzen Magen-Darm-Trakt zusammen. Das Pilzmittel, das sich bei mir am besten bewährt hat, ist Knoblauch. Allerdings sind Knoblauchkapseln, die nicht riechen, wirkungslos, da die Schwefelverbindungen entscheidend sind.
Ich empfehle entsprechenden Patienten immer, an Wochenenden, wenn sie es sich leisten können, eine Knoblauchkur durchzuführen. Ansonsten ist zur Lokalbehandlung Allium sativum D2 (gegebenenfalls stündlich 1 Tbl.lutschen) angezeigt. Zusätzlich sind natürlich lokale Maßnahmen wie Pinselungen mit Pyoctanin günstig.

Stomatitis aphthosa

Die akute Stomatitis aphthosa ist homöopathisch sehr einfach zu behandeln. Mittel der Wahl ist MKS-Nosode D30 (Nosode der Maul- und Klauenseuche), einmal 5 Kügelchen. Anschließend wird mit Borax D3 weiterbehandelt. Insbesondere bei der akuten Stomatitis der Kinder tritt eine rasche Heilung auf. Weitere lokale Maßnahmen sind in diesem Fall nicht erforderlich. Bei Erwachsenen ist bei der Stomatitis ebenfalls immer eine Behandlung mit Borax D3 (3 x 1 Tbl.tgl.) angezeigt. Amalgamallergien und Amalgamintoxikationen müssen ausgeschlossen werden.

Zungenbrennen

Hier handelt es sich um ein Symptom, was im allgemeinen sehr schlecht zu behandeln ist; schulmedizinisch gibt es nicht viel, homöopathisch auch nicht viel mehr. Eine perniziöse Anämie bzw. ein Vitaminmangel müssen ausgeschlossen werden. Es ist in jedem Fall beim Zungenbrennen ohne organischen Befund eine Behandlung mit Capsicum D6 (3 x 1 Tbl.tgl.) angezeigt. Da es sich meistens um alte Menschen handelt, die ohnehin multimorbid sind und zahllose Medikamente einnehmen, ist die Reaktion auf homöopathische Medikamente aber eher schlecht.

Mundtrockenheit

Auch dies ist nicht eine Domäne der homöopathischen Behandlung. Insbesondere beim Morbus *Sjögren* kann eine Behandlung mit Belladonna D30 oder wöchentlichen i.v.-Injektionen von Acidum formicicum D6, später in höheren Potenzen, versucht werden, die Erfolge sind aber eher schlecht. Die Patienten müssen natürlich angehalten werden, viel zu trinken, häufig ist allein eine Exsikkose Ursache der Mundtrockenheit.

Hypopharynx, Kehlkopf, Dysphonien

Zungengrundtonsillitis

Eine Vergrößerung der Zungengrundtonsillen findet sich relativ häufig bei

Z.n.Tonsillektomie. Die Größenzunahme der Zungengrundmandeln kann im Extremfall dazu führen, daß sie von der Größe her bis in den Oropharynx hineinreichen. Die Patienten klagen bei vergrößerten Zungengrundmandeln häufig über ein Druckgefühl im Halsbereich, es können Schluckbeschwerden auftreten. Sind die Zungengrundtonsillen extrem groß, gelten praktisch die gleichen Kriterien wie bei der akuten Angina, da es sich letztendlich um das gleiche Krankheitsbild handelt *(vgl. Seite 70)*.

Ansonsten führe ich bei einer chronischen Zungengrundtonsillitis eine Behandlung mit Mercurius solubilis D12 (3 x 1 Tbl.tgl.) über mehrere Wochen durch.

Akute Laryngitis

Die akute Laryngitis ist durch eine plötzlich auftretende Heiserkeit, häufig in Verbindung mit anderen Infekten der oberen Luftwege und durch eine Rötung der Stimmlippen gekennzeichnet. Sie wird von Nicht-HNO-Ärzten häufiger diagnostiziert als von HNO-Ärzten, da es sich bei der akuten Heiserkeit auch um eine funktionelle Aphonie oder eine andere funktionelle Störung handeln kann. Die Diagnose der akuten Laryngitis kann letztendlich nur durch einen Spiegelbefund erhoben werden.

Es gelten ähnliche Kriterien wie bei den anderen akuten Infektionskrankheiten. Am Beginn ist immer die Gabe von Aconit D30 (3 x 5 globuli im Abstand von 2 Std.) sinnvoll.

Sind die Stimmbänder hochrot, folgt Belladonna D30 (3 x 5 globuli im Abstand von 12 Std.). Bei mehr blaßödematösen Stimmbändern ist Apis D6 (3 x 5 Tropfen tgl.) Mittel der Wahl.

Zusätzlich führe ich meist eine physikalische Behandlung mit Inhalationen von Emser Salz durch den Mund und Mikrowellenbestrahlungen des Kehl-

kopfs durch. Die Patienten sollten möglichst viel trinken und wenig sprechen, vor allem nicht flüstern. Bei Berufen, bei denen auf Sprechen nicht verzichtet werden kann, ist die zusätzliche Verordnung von Echinacea Mundspray (von der WALA) sinnvoll, welches immer vor längerem Reden gesprüht werden muß.

Dauert die akute Laryngitis länger an, ist bei mehr morgendlicher Heiserkeit Causticum D6 (3 x 1 Tbl.tgl.) angezeigt, bei mehr abendlicher Heiserkeit Phosphor D12 (2 x 5 Tropfen tgl.). Ansonsten kommt bei einer entsprechenden Konstitution auch Sulfur D6 (3 x 1 Tbl.tgl.) in Betracht. Die Frage, ob bei einer akuten Laryngitis das Rauchen verboten werden sollte, ist leider mehr hypothetisch, da ein passionierter Raucher trotz Laryngitis kaum auf seinen Nikotinkonsum verzichtet.

Durch eine Nikotinkarenz wird natürlich die Heilung enorm beschleunigt *(vgl. Behandlungstabelle, Seite 110)*.

Chronische Laryngitis

Die chronische Laryngitis tritt häufig nach Nikotinabusus auf und ist nur sehr schwer zu beeinflussen, wenn die Patienten weiter rauchen. Eine andere Ursache der chronischen Laryngitis ist die Belastung mit Chemikalien bei entsprechenden Arbeiten, insbesondere bei Kontakt mit Lacken.

Häufig läßt im Alter das Durstgefühl nach, es kann dann infolge einer Austrocknung zu einer borkigen chronischen Laryngitis kommen. Eine physikalische Behandlung mit Salzinhalationen und Bestrahlungen sind immer günstig. Zusätzlich kommt eine Behandlung mit Sulfur D6 (3 x 1 Tbl.tgl.) in Frage, alternativ mit Causticum D6 (3 x 1 Tbl.tgl.) bei morgendlicher Heiserkeit oder Phosphor D12 (2 x 5 Tropfen tgl.) bei mehr abendlicher Heiserkeit. Die Behandlung dauert meistens relativ lang und ist sehr schwierig.

Reinke-Ödem der Stimmbänder

Beim Reinke-Ödem der Stimmbänder handelt es sich um eine ödematöse Wasseransammlung in einer speziellen Schicht im Stimmbandbereich. Die Reinke-Ödeme treten typischerweise praktisch nur bei Frauen und bei Raucherinnen auf. Da es sich um ein blasses ödematöses Gebilde handelt, ist Apis D6 Mittel der Wahl. Eine Operation, wie sie häufig bei Reinke-Ödemen durchgeführt wird, halte ich persönlich für völlig überflüssig. Bei Nikotinkarenz und unter Apisgaben funktioniert die Behandlung praktisch hundertprozentig.

Stimmbandpapillome

Bei den Stimmbandpapillomen handelt es sich um kleine warzenähnliche Gebilde auf den Stimmbändern, verursacht durch eine Virusinfektion. Es sind praktisch Warzen, nur an ungünstigerer Stelle. Die Stimmbandpapillome werden schulmedizinisch laserchirurgisch abgetragen, neigen aber zu häufigen Rezidiven. Gelegentlich ist dadurch eine Tracheotomie erforderlich. Die Stimmbandpapillome treten oft bei Kindern auf.
Homöopathisch sind Stimmbandpapillome gut mit Thuja zu beeinflussen. Man gibt über 4 Wochen Thuja D3 (3 x 1 Tbl.tgl.), dann 4 Wochen Thuja D4 (3 x 1 Tbl.tgl.), darauf Thuja D6 (3 x 1 Tbl. tgl.) für 4 Wochen und zuletzt dann Thuja D12 (2 x 1 Tbl.tgl.) für 6 Wochen. Zwischengaben von Medorrhinum D200 sind günstig.
Je nach Verlauf und Symptomatik muß die Behandlung allerdings häufig modifiziert werden.

Stimmbandpolypen

Bei Stimmbandpolypen handelt es sich um eine gutartige Neubildung an den Stimmlippen, wobei die Genese nicht ganz klar ist. Die Stimmbandpolypen können durch einen chirurgischen Eingriff transoral im Rahmen einer Mikrolaryngoskopie entfernt werden. Dieser Eingriff ist ambulant möglich, allerdings muß für mindestens 1 Woche eine Stimmschonung durchgeführt werden. Die Polypen können unter Umständen rezidivieren und an anderer Stelle wieder auftreten, außerdem kann es durch eine Narbenbildung zu einem phonatorischen Stillstand an der betreffenden Stelle kommen, so daß eine langwierige Heiserkeit entsteht. Die Stimmbandpolypen fallen meistens durch eine Heiserkeit auf, insbesondere wenn sie den Glottisschluß behindern. Gelegentlich können aber die Stimmbandpolypen auch an der Stimmbandoberseite auftreten und praktisch keinerlei Symptome machen, so daß sie manchmal als Zufallsbefund diagnostiziert werden.
Die Stimmbandpolypen sind im Gegensatz zu den Stimmbandknötchen praktisch immer einseitig, allerdings gibt es durch Reibung häufig eine Kontaktreaktion an der Gegenseite.
Erstaunlicherweise sind die Stimmbandpolypen, obwohl es sich um einen, wenn auch gutartigen, Tumor handelt, relativ gut homöopathisch zu behandeln. Das Hauptmittel ist Acidum nitricum D6 (3 x 5 Tropfen tgl.) für 4 Wochen. Sollte der Polyp dann noch bestehen, was häufig nicht mehr der Fall ist, muß die Behandlung mit Acidum nitricum D12 (2 x 15 Tropfen tgl.) fortgesetzt werden. Alternativ kommt bei einer entsprechenden Konstitution auch Argentum nitricum D12 (2 x 1 Tbl.tgl.) für 6 Wochen in Betracht oder Thuja D3 (3 x 1 Tbl.tgl.) mit entsprechender Steigerung der Potenzen. Ansonsten kommen als weitere Polypenmittel, je nach Modalitäten, Kalium bichromicum D4, Hydrastis D4 und Kreosotum D4 über längere Zeit in Frage. Bei Stimmbandzysten ist Apis D6 Mittel der Wahl.

Stimmbandknötchen

Die Stimmbandknötchen sind praktisch der Übergang von den organischen zu den funktionellen Stimmbeschwerden. Infolge einer falschen Stimmtechnik kommt es zu Reibungen der Stimmbänder, so daß eine Hyperplasie im Bereich der Stimmbandschleimhaut entsteht, was zu einer Knötchenbildung führt. Infolge der Knötchenbildung können die Stimmbänder bei Phonation nicht mehr schließen, dies hat einen verhauchten Stimmklang zur Folge. Typischerweise treten die Knötchen bei Kindern auf; sie werden dort auch »Schreiknötchen« genannt, ansonsten bei Frauen, dort werden sie häufig auch als »Sängerknötchen« bezeichnet. Bei Männern finden sich Stimmbandknötchen so gut wie nie. Es besteht also auch eine hormonelle Komponente. Außerdem ist die Anlage zu den Stimmbandknötchen vererbbar. Bei Kindern mit Stimmbandknötchen handelt es sich um typischerweise sehr temperamentvolle Kinder, die immer versuchen zu dominieren und viel schreien. Bei entsprechend disponierten Patienten kann auch ein kurzes Schreien ausreichen, um Knötchen zu produzieren. Man muß unterscheiden zwischen sogenannten »harten« und »weichen« Stimmbandknötchen. Die harten verschieben sich während des Phonierens nicht, die weichen verschwinden immer wieder und treten wieder auf. Auch nach schulmedizinischer Meinung reicht die alleinige chirurgische Entfernung von Knötchen nicht aus, wobei nach heutiger Ansicht allgemein weiche Knötchen nicht operiert werden, harte werden operiert. Anschließend muß eine logopädische Behandlung erfolgen, um die zugrundeliegende Stimmtechnik zu ändern. Ansonsten sind weitere Rezidive ständig vorprogrammiert. Allerdings sind Stimmbandknötchen auch gut homöopathisch zu behandeln, im wesentlichen mit Acidum nitricum D6 (3 x 5 Tropfen tgl.). Ansonsten kommen auch Konstitutionsmittel in Frage, in diesem Fall relativ häufig Lycopodium D6 (3 x 1 Tbl.tgl.) oder Nux vomica D12 (2 x 1 Tbl.tgl.). Eine logopädische Behandlung sollte zusätzlich durchgeführt werden, ist aber relativ schwierig, da im Alltag das Gelernte dann häufig wieder vergessen wird *(vgl. Behandlungstabelle, Seite 110)*.

Stimmbandgranulome

Bei Stimmbandgranulomen handelt es sich relativ häufig um Intubationsschäden oder Verletzungen im Kehlkopfbereich.
Die Granulome treten meistens im hinteren Stimmbandbereich oder an den Aryknorpeln auf. Eine chirurgische Entfernung ist oft nicht sinnvoll, da die Granulome rezidivieren.
Bei Intubationsfolgen ist Arnica D6 (3 x 1 Tbl.tgl.) Mittel der Wahl. Gelegentlich sind Zwischengaben von Tuberkulinum D200 erforderlich, später kann auch mit Dulcamara D6 (3 x 1 Tbl.tgl.) oder nachfolgend mit Dulcamara in höheren Potenzen behandelt werden.

Hypofunktionelle Dysphonie

Die hypofunktionelle Dysphonie ist eine Erkrankung, die extrem häufig auftritt. Sie ist gekennzeichnet durch eine Schwäche der Stimmbänder. Laryngoskopisch ist sie häufig nicht zu erkennen, nur gelegentlich fällt sie durch einen ovalären Glottisspalt oder ein hinteres offenes Stimmbanddreieck auf (dann auch als larvierte Mutation bezeichnet). Ansonsten wird die Diagnose durch eine stroboskopische Untersuchung gestellt. Dabei fällt auf, daß die Stimmbandamplituden meistens erweitert sind, die Randkantenverschiebungen sind erhöht. Dies ist auf die Schlaffheit der Stimmbänder zurückzuführen. Als Kompensation entsteht häufig eine Enge im supraglottischen Bereich, wodurch die Stimme dann »in den Hals rutscht«. Die Krankheit tritt häufiger bei Männern als bei Frauen auf, typischerweise bei Sprechberufen, insbesondere wenn Überzeugungsarbeit geleistet werden muß, wie bei Politikern, Bankern oder Kaufleuten.

Durch den weichen dorsalen Stimmansatz klingt die Stimme überzeugender, was dann unbewußt zu einer hypofunktionellen Dysphonie führt. Durch die supraglottische Einengung besteht ein Kloßgefühl, was letztendlich als Muskelkater zu deuten ist. Es fällt auf, daß die Patienten häufig nur eine wenig ausgeprägte Mundöffnung haben und fast durch den geschlossenen Mund sprechen. Es bestehen auch erhebliche Defizite bei der Atemtechnik. Die Patienten sind bei Sprechbeginn meistens nicht heiser, die Heiserkeit tritt erst bei zunehmender Sprechbelastung auf. Da die Stimmbänder zu schwach sind, wird Schleim von den Stimmbändern nicht richtig abtransportiert, was dann zum Räuspern oder zum Hüsteln führt. Die hypofunktionelle Dysphonie tritt auch häufig im Alter auf, wenn allgemein die Muskelkraft nachläßt.

Häufig ist eine logopädische Behandlung angezeigt, um die supraglottische Spannung abzubauen und die Glottisspannung aufzubauen. Die Erfolge bei der logopädischen Behandlung sind recht gut. Die Stimme kann aber auch gut mit homöopathischen Mitteln beeinflußt werden, wobei hier der Aufwand letztendlich wesentlich geringer ist. Mittel der Wahl ist Hyoscyamus niger D6 (3 x 1 Tbl.tgl.), mit der eine deutliche Kraftsteigerung erreicht werden kann. Nach 4 Wochen gibt man Hyoscyamus niger D12 (2 x1 Tbl.tgl.), anschließend Hyoscyamus niger D30 (1 Tbl.pro Woche). Alternativ kommen Causticum D6 oder Phosphor D12 in Frage *(vgl. Behandlungstabelle, Seite 111)*.

Hyperfunktionelle Dysphonie

Bei der hyperfunktionellen Dysphonie besteht eine übermäßige Kraftanstrengung der Glottis. Dann kommt häufig noch eine supraglottische Einengung. Die hyperfunktionelle Dysphonie ist bei der reinen Laryngoskopie praktisch nicht zu erkennen, erst durch eine stroboskopische Untersuchung. Hierbei finden sich als Zeichen einer verstärkten Kraftanstrengung verkürzte Stimmbandamplituden und verminderte Randkantenverschiebungen. Häufig tritt bei Phonation ein feiner Glottisspalt auf. Betroffen sind praktisch ausschließlich Frauen, meist in Sprechberufen. Durch die dauernde Stimmbelastung stellt sich eine falsche Stimmtechnik ein. Die Patientinnen haben meistens eine völlig falsche Atemtechnik, und atmen nur kostal. Sie sind völlig verkrampft und verspannt. Typischerweise sind die Hände relativ kalt. Es besteht häufig eine übertriebene Selbstkontrolle.

Auch hier tritt Heiserkeit nach kurzer Sprechbelastung und ein ausgeprägtes Kloßgefühl im Halsbereich auf.

Eine logopädische Behandlung ist günstig, um die Verkrampfungen und Verspannungen im Halsbereich zu lockern. Eine zusätzliche HWS-Massage ist oft vorteilhaft.

Homöopathisch läßt sich eine hyperfunktionelle Dysphonie relativ gut beeinflussen. Es handelt sich häufig um Arsen-Frauen, in diesem Fall ist eine Behandlung mit Arsenicum album D12 (2 x 5 Tropfen tgl.), später mit Arsenicum album D30 oder Arsenicum album D200 angezeigt. Steht die Arsensymptomatik weniger im Vordergrund, kommt Kalium arsenicosum D12 (2 x 1 Tbl.tgl.) über längere Zeit in Frage.

Rekurrensparese

Rekurrensparesen treten gelegentlich nach Schilddrüsenoperationen auf.

Kommt ein Patient mit einer Rekurrensparese ohne erkennbaren Grund, muß immer ein Schilddrüsenkarzinom oder ein Bronchialkarzinom ausgeschlossen werden.

Auch Tumore im Bereich des Ösophagus kommen differentialdiagnostisch als Ursache in Frage. Sind diese Krankheiten ausgeschlossen, handelt es sich um eine sogenannte idiopathische Rekurrensparese, deren Ursprung dann unklar bleibt.

Bei jeder Rekurrensparese kommt als erstes Mittel Causticum D6 (3 x 1 Tbl.tgl.), später Causticum D12 (2 x 1 Tbl.tgl.) in Frage. Zusätzlich sollte bei einer Rekurrensparese sofort eine logopädische Behandlung eingeleitet werden. Erstes Ziel ist es natürlich, die Lähmung möglichst zu beseitigen.

Die Prognose bezüglich der Herstellung der Stimmbandfunktion ist im allgemeinen sehr gut.

Sollte dies nicht gelingen, muß zumindest eine Kompensation erreicht werden, damit trotz Rekurrensparese keine Beschwerden bestehen. Durch die Kompensation werden die Stimmbänder bei Phonation wieder so aneinander angenähert, daß praktisch keinerlei Heiserkeit besteht.

Während eine einseitige Rekurrensparese, wenn sie gut logopädisch behandelt wurde, die Lebensqualität praktisch kaum einschränkt, resultiert bei einer doppelseitigen Rekurrensparese eine Atemnot. Meistens ist die Stimmritze mit 2 mm zu eng, es kommt zumindest bei Belastung zum inspiratorischen Stridor. Bei Erkältungskrankheiten kann dies dann zur völligen Atemnot führen. Auch in diesem Fall ist eine Behandlung mit Causticum in aufsteigenden Potenzen angezeigt.

Sollte die Behandlung mit Causticum nicht funktionieren, ist alternativ an Hyoscyamus niger D6, später höhere Potenzen, zu denken. Hyoscyamus niger ist ja im allgemeinen auch ein gutes Mittel für Folgen von Narkosen.

Stimmritzenkrampf

Beim Stimmritzenkrampf handelt es sich häufig um psychovegetative Beschwerden, wobei durch eine falsche Atemtechnik bei der Inspiration die Stimmlippen aneinander angenähert werden, wodurch für die Umwelt hörbar eine Atemnot auftritt. Hier ist Mittel der Wahl Hepar sulfuris D30, was dann akut verabreicht werden sollte.

Heiserkeit allgemein

Manchmal kommt es in der Praxis vor, daß Patienten berichten, immer wieder heiser zu sein, ohne daß irgendein Anhalt für die Genese der Heiserkeit gefunden werden kann.

Auch die stroboskopische Untersuchung ist in Ordnung. In diesem Fall es am besten, sich an der Uhrzeit der Heiserkeit zu orientieren. Wie schon oben aufgeführt, ist bei einer morgendlichen Heiserkeit Causticum D6 (3 x 1 Tbl.tgl.) angezeigt, bei einer mehr abendlichen Heiserkeit Phosphor D12 (2 x 5 Tropfen tgl.).

Pseudokrupp (Laryngitis subglottica)

Unter Pseudokrupp versteht man einen plötzlichen inspiratorischen Stridor bei Kindern, der meistens nachts ganz plötzlich auftritt und mit einer extremen Angst des Kindes und der Eltern verbunden ist. Die Krankheit tritt meistens zwischen dem ersten und fünften Lebensjahr auf. Die Ursache des Stridors ist meistens eine akute Entzündung unterhalb der Glottis. Nach eigenen Erfahrungen ist die homöopathische Behandlung des Pseudokrupps sehr wirksam und sehr sicher, persönlich habe ich noch nie einen Therapieversager erlebt. Dennoch ist es häufig aus psychologischen Gründen günstig, wenn die Mütter Cortisonzäpfchen (Rectodelt®) zu Hause haben. Die Zäpfchen sollten aber fast in jedem Fall

in der Schublade bleiben. Das erste Mittel ist Aconit D30 (5 globuli). Da die Krankheit mit großer Angst auch der mittelbar Beteiligten verbunden ist, sollten auch eventuell wache Geschwister und die Eltern Aconit erhalten.
Anschließend wird, wenn der Pseudokrupp vor nachts 3 Uhr auftritt, mit Spongia D6 globuli (alle 2 Minuten 5 globuli) weiterbehandelt, nach 3 Uhr mit Hepar sulfuris D6 (alle 2 Minuten 5 globuli). Außerdem sollten feuchte Tücher in der Umgebung des Kranken aufgehängt werden *(vgl. Behandlungstabelle, Seite 111)*.

Funktionelle Aphonie

Bei der funktionellen Aphonie handelt es sich um einen plötzlichen Verlust der Stimme, die Erkrankung tritt merkwürdigerweise vor allem im Frühjahr und Herbst auf und betrifft praktisch nur Frauen. Der Verlust der Stimmhaftigkeit führt zum Flüstern. Die Patientinnen selber und deren Hausärzte halten die Erkrankung meistens für eine akute Laryngitis und behandeln dementsprechend. Leider tritt dadurch eine gewisse Somatisierung auf. Es handelt sich nämlich praktisch immer um eine psychische Störung, deren Ursache eruiert werden sollte. Bei der Laryngoskopie finden sich völlig reizlose Stimmlippen, die beim Phonationsversuch keinerlei Kontakt finden. Es gibt aber allerdings auch Fälle, bei denen die Frauen während der Untersuchung plötzlich wieder ihre Stimme finden. Eine logopädische Behandlung ist günstig, um auch die Ursachen der psychischen Fehlhaltung aufzudecken.
Eine Überweisung zu Psychiatern und Psychologen ist meistens weniger angebracht, da die Frauen meinen, sie hätten keinerlei psychische Störungen und die Behandlung beim Logopäden weniger »suspekt« ist. Die akute Aphonie kann aber auch sehr einfach homöopathisch behandelt werden. Mittel der

Wahl ist Phosphor D12 (2 x 5 Tropfen tgl.) über ca. eine Woche.
Die Aphonie verschwindet praktisch immer innerhalb von einigen Tagen, neigt aber zu Rezidiven.

Krankheiten des äußeren Halses

Unspezifische Halslymphknotenschwellung

Natürlich muß bei jeder Halslymphknotenschwellung zunächst die Ursache behandelt werden, sei es eine eitrige Angina oder z.B. ein *Pfeiffer*sches Drüsenfieber oder eine Laryngitis. Ansonsten muß bei jeder Halslymphknotenschwellung auch an ein Malignom gedacht und dies ausgeschlossen werden. Finden sich Lymphknoten ohne erkennbare Ursache, ist zunächst Kalium bromatum D6 (3 x 1 Tbl.tgl.) Mittel der Wahl, versagt dies, gebe ich Mercurius solubilis D12 (3 x 1 Tbl.tgl.) für längere Zeit. Eine Kontrolle der Lymphknoten mittels Ultraschall ist günstig, da dadurch eine objektive Messung der Lymphknoten möglich ist *(vgl. Behandlungstabelle, Seite 111)*.

Toxoplasmose

Vergrößerte Lymphknoten können durch eine Toxoplasmose bedingt sein. Die Toxoplasmose kann serologisch nachgewiesen werden. Sollte dies der Fall sein, dann gebe ich einmalig Natrium muriaticum D200, anschließend wird Umckaloabo-Urtinktur (3 x 10 Tropfen tgl.) für mehrere Wochen rezeptiert.

Halszysten

Laterale und mediane Halszysten müssen nicht unbedingt gleich chirurgisch entfernt werden. Zysten sind relativ gut durch Apis D200 (Einmalgabe) therapeutisch zu beeinflussen, der Erfolg kann mit Ultraschall leicht kontrolliert werden. Der Zystensack als solcher wird natürlich nicht völlig beseitigt, es stellt sich allerdings die Frage, ob sich die Zyste jemals wieder bemerkbar macht.

Man darf nicht vergessen, daß auch chirurgisch entfernte Zysten, insbesondere wenn die Entfernung nicht vollständig gelungen ist, häufig rezidivieren.

Halsfisteln

Ein bewährtes Fistelmittel ist Silicea D6 (3 x 1 Tbl.tgl.), insbesondere wenn die Fisteln eitern. Das Mittel kann über längere Zeit gegeben werden. Die Fisteln werden zwar nicht vollständig verschwinden, zumindest kann aber Symptomfreiheit eintreten, so daß die Fisteln nicht chirurgisch entfernt werden müssen.

Sialolithiasis

Speichelsteine finden sich zumeist in der Glandula submandibularis, gelegentlich auch in der Glandula parotis. Typischerweise schwellen die Drüsen dann beim Essen an, weil es zum Speichelstau kommt. Speichelsteine sind recht gut homöopathisch mit Mercurius solubilis D12 (3 x 1 Tbl.tgl.) zu beeinflussen. Natürlich müssen die Patienten auch noch darauf hingewiesen werden, daß sie den Speichelfluß möglichst fördern, z.B. durch saure Gurken. In ihrer Angst vor der Speicheldrüsenschwellung vermeiden viele Patienten fälschlicherweise derartige Speisen, so daß die Steine immer weiter wachsen können *(vgl. Behandlungstabelle, Seite 111)*.

Sialadenose

Auch die chronische Entzündung der Speicheldrüsen ist gut mit Mercurius solubilis D12 (3 x 1 Tbl.tgl.) zu beeinflussen.

Allerdings müssen die Patienten angewiesen werden, viel zu trinken und häufig Saures zu essen. Bei sehr harten Drüsen kommt auch Conium D6 in Frage.

Aktinomykose

Bei der Aktinomykose handelt es sich um eine chronische Erkrankung, die auch die Speicheldrüsen betrifft, hervorgerufen durch Aktinomyzeten. Meistens ist eine Verletzung durch Tiere Jahre vorhergegangen. Es treten immer wieder kleine Abszeßbildungen in den Speicheldrüsen auf. Die schulmedizinische Behandlung mit Penicillin bringt nur eine kurzzeitige Besserung, da nicht sämtliche Keime abgetötet werden. Weil die Krankheit oft über Jahrzehnte besteht, ist auch eine homöopathische Behandlung nicht schnell erfolgreich.

Ein sehr gutes Mittel bei Aktinomykose ist Kalium jodatum D3 (3 x 10 Tropfen tgl.) über 3 Monate, später Fortsetzung der Behandlung mit Kalium jodatum D6, D12 und D30.

Krankengeschichte: Der Patient E.S., 47 Jahre alt, kam erstmalig in meine Praxis am 27.Januar 1988. Er klagte über eine rezidivierende schleimige Sekretion aus der linken Ohrspeicheldrüse seit Jahren, akut seit 25. Januar mit Fieber. Er hatte zuvor vom Hausarzt Antibiotika erhalten. Der linke Parotisausführungsgang war gerötet, vorgewölbt, es fand sich Eiteraustritt aus dem Ausführungsgang und aus kleinen Gängchen neben dem Ausführungsgang. Es entleerte sich nach Sondierung massenhaft Eiter. Aus dem Eiter konnte Actinomyces israeli gezüchtet werden. Da es sich aspektmäßig auch um einen Tumor gehandelt haben könnte, führte ich eine Probeexzision durch, auch hierbei wurde die Diagnose einer Aktinomykose bestätigt. Auf konkrete Frage berichtete der Patient, daß er 1948 (!) von einem Pferd in den linken Parotisbereich getreten wurde. Ich begann zunächst wegen der akuten Eiterung und der Antibiotikagabe mit Nux vomica D200 und Hepar sulfuris D3, später Apis D6. Nach Erhalt der Diagnose der Aktinomykose wurde eine langfristige Behandlung mit Kalium jodatum D3 durchgeführt.

Bereits am 15. 2. lief nur noch wenig Eiter aus der Parotis, am 8. 3. nur noch ab und zu. Die Behandlung wurde dann lang mit Kalium jodatum D3 fortgesetzt, ab Januar 1989 erhielt der Patient Kalium jodatum D4, ab Mai 1989 Kalium jodatum D6, ab September 1989 Kalium jodatum D12 und seit März 1990 Kalium jodatum D30. Im Oktober 1990 berichtete der Patient, daß er mit der Ohrspeicheldrüse keine Probleme mehr habe. Sonographisch ließen sich in der linken Parotis noch wenige kleine Abszesse nachweisen. Die Behandlung mit Kalium jodatum D30 wurde fortgesetzt. Am 15. April 1991 waren keinerlei Beschwerden mehr vorhanden, es ließen sich auch sonographisch keine pathologischen Befunde mehr feststellen. Die Therapie ist abgeschlossen.

Parotitis epidemica (Mumps)

Die Mumpserkrankung ist homöopathisch gut abzukürzen, nämlich mit Plumbum metallicum D12 (2 x 1 Tbl.tgl.). Das Mittel wirkt relativ rasch, so daß die Mumpserkrankung recht schnell abheilt. Komplikationen habe ich selbst dabei niemals gesehen. Allerdings müssen hier die Patienten wieder besonders darauf aufmerksam gemacht werden, daß sie nicht gleichzeitig fiebersenkende Mittel einnehmen dürfen.

Schiefhals (Torticollis spasticus)

Beim spontanen Schiefhals der Kinder gibt es verschiedene Ursachen, meistens handelt es sich um eine plötzliche Lymphknotenentzündung oder um eine unklare Erkrankung. Ein Schiefhals kann sehr gut beeinflußt werden mit Phosphor D12 (2 x 5 Tropfen tgl.).

Sprachstörungen

Bei Sprachstörungen ist durch eine homöopathische Behandlung natürlich kein Wunder zu erwarten. Fortschritte sind dennoch möglich, auch kann eine logopädische Behandlung gut unterstützt werden. Allerdings muß häufig sehr individuell behandelt werden, z.B. mit Konstitutionsmitteln.

Natürlich muß bei einer Sprachentwicklungsverzögerung grundsätzlich auch an eine Hörstörung oder sonstige Behinderung gedacht werden, daher ist eine entsprechende Diagnostik grundsätzlich erforderlich.

Sprachentwicklungsverzögerung der Kinder

Sprachentwicklungsverzögerungen können durch eine Einmalgabe von Tuberkulinum D200 mitbehandelt werden. Sämtliche Stammelfehler werden damit beeinflußt, außer Lispeln. Bei Lispeln sollte spätestens ab dem fünften Lebensjahr eine logopädische Behandlung erfolgen. Lernen die Kinder erst spät sprechen und ist die Sprache sehr undeutlich, empfehle ich einen Therapieversuch mit Agaricus D12 in aufsteigenden Potenzen.

Stottern

Stottern kann sehr günstig beeinflußt werden durch eine Behandlung mit Stramonium. Man beginnt mit Stramonium D6 (3 x 1 Tbl.tgl.) für 4 Wochen, dann Stramonium D12 (2 x 1 Tbl. tgl.), später Stramonium D30 (1 Tbl.pro Woche). Beim Stottern muß natürlich auch auf die Ursache des Stotterns eingegangen werden (Folge von .....) und konstitutionell behandelt werden.

Aphasie nach Schlaganfall

Hier ist eine positive Beeinflussung mit Arnika möglich.

Zunächst sollte mit Arnica D12 (2 x 1 Tbl.tgl.) begonnen werden, später kann mit Arnica D30 (1 Tbl.pro Woche) fortgesetzt werden. Zusätzlich kommen Konstitutionsmittel in Frage. Eine logopädische Behandlung bei einer Aphasie ist selbstverständlich.

Hauterkrankungen im Gesichts-, Hals- und Nackenbereich

Strenggenommen gibt es keine isolierten Hauterkrankungen, lediglich innere Erkrankungen, die sich an der Haut manifestieren. Dies hat in der Homöopathie die Konsequenz, daß eine Hauterkrankung nicht von außen, also mit Salben, behandelt werden sollte, sondern von innen mit Medikamenten. In Ausnahmefällen können höchstens unterstützend Salben gegeben werden, die aber keinesfalls den Ausschlag oder die Erkrankung »wegschmieren«. Vor cortisonhaltigen Salben ist grundsätzlich zu warnen.

Sind wegen eines starken Juckreizes unbedingt Salben erforderlich, bietet sich Cardiospermum Salbe (von DHU) oder Apis D1 Salbe (von der Weleda) an *(vgl. Behandlungstabelle, Seite 112)*.

Erysipel

Ein Erysipel ist normalerweise eine streptokokkenbedingte Hauterkrankung. Die Haut ist hochrot, warm, die Grenzen zur Umgebung sind scharf. Mittel der ersten Wahl ist Belladonna D30 (3 x 5 globuli im Abstand von 12 Std.). Es können hiermit sogar Erysipele beeinflußt werden, die vorher durch eine antibiotische Behandlung nicht besser wurden.

Herpes zoster

Es handelt sich um eine sehr schmerzhafte Erkrankung, die auf ein Nervenversorgungsgebiet beschränkt ist. Verursacht wird die Krankheit durch Varizellen. Im homöopathischen Sinne sind allerdings die Varizellen nicht die Ursache, da die Durchseuchung mit diesem Virus in der Bevölkerung praktisch bei 100 Prozent ist. Aus irgendwelchen Gründen, insbesondere bei einer Im-

munschwäche, wird die Erkrankung manifest. Die bewährte Indikation bei Herpes zoster ist Daphne mezereum D6 (3 x 5 Tropfen tgl.). Zusätzlich kann lokal Traumeel®-Salbe günstig sein.

Periorale Dermatitis

Die periorale Dermatitis tritt insbesondere häufig bei Frauen auf, die eine massive Amalgamintoxikation haben. Hier muß also immer abgeklärt werden. Die Krankheit spricht sehr günstig auf Antimonium crudum D6 (3 x 1 Tbl.tgl.) an.
Die Erfolgsrate ist sehr groß.

Acne vulgaris

Die Acne vulgaris kann insgesamt sehr gut homöopathisch beeinflußt werden, allerdings ist dies von vielen konstitutionellen Faktoren abhängig, außerdem von Lokalsymptomen.

Auch hier muß immer an eine Quecksilberintoxikation durch Amalgam gedacht werden. Häufig hilft Anacardium D4 (3 x 1 Tbl. tgl.) über Wochen, anschließend kann die Behandlung mit Anacardium D6, Anacardium D12 und Anacardium D30 fortgesetzt werden. Auch kann eine entgiftende Behandlung mit Okoubaka D3 (3 x 10 Tropfen tgl.) am Anfang günstig sein. Eine Nahrungsmittelallergie muß ausgeschlossen werden.

Nackenekzeme

Ekzeme im Nackenbereich sind glücklicherweise relativ einfach homöopathisch zu behandeln, da es im wesentlichen nur zwei große Mittel gibt. Dies sind Natrium muriaticum D200 (Einmalgabe) oder Lycopodium D200 (Einmalgabe). Natrium muriaticum- und Lycopodium-Patienten sind im allgemeinen anhand der konstitutionellen Merkmale sehr leicht zu unterscheiden.

Allergien

Allergische Erkrankungen aller Art sind in der Bevölkerung sehr weit verbreitet, es spricht auch sehr viel dafür, daß die Zahl der allergischen Erkrankungen ständig zunehmen wird.

Während im Mittelalter z.B. Heuschnupfen als die Krankheit des Adels galt, sind heute sehr große Bevölkerungsteile von Allergien betroffen, wobei die Schätzungen allgemein stark schwanken. Mindestens jeder dritte Patient dürfte an allergischen Krankheiten leiden. Für die genaue Unterscheidung der verschiedenen Allergietypen nach *Coombs* und *Gell* verweise ich auf die zahlreichen allergologischen Lehrbücher, ebenso auf die Unterschiede zwischen Allergie und Pseudoallergie, Idiosynkrasie und Intoleranz. Bei der naturheilkundlichen Behandlung sind die Unterschiede zwischen Allergie und allergieähnlichen Symptomen relativ unbedeutend, bei der Diagnostik sind sie dagegen sehr wichtig. Beim Allergietest sind echte Allergien relativ gut zu finden, während die pseudoallergischen Reaktionen sich meistens im Allergietest nicht bemerkbar machen.

Ein großer Anteil der allergologischen Erkrankungen hat direkt mit dem HNO-Gebiet zu tun. Dies ist auch der Grund dafür, daß sehr viele HNO-Ärzte speziell allergologisch tätig sind. Ein anderer Teil der allergischen Erkrankungen kann eher dem dermatologischen Fachgebiet zugeordnet werden, Hautärzte sind praktisch alle allergologisch tätig. Da sich im Einzelfall die Gebiete häufig überlappen, gehe ich im Folgenden auch auf allergische Erkrankungen ein, die das HNO-Gebiet nur am Rande berühren.

Eine antiallergische Behandlung sollte erst nach eingehender Diagnostik durchgeführt werden. Es gibt heute zahlreiche Testverfahren, die den Patienten praktisch kaum belasten. Bei Verdacht auf Inhalationsallergien muß ein modifizierter Pricktest am Unterarm durchgeführt werden. Zur Testung gibt es fertige Lösungen von verschiedenen Pharmafirmen, die hierzu eingesetzt werden. Es werden verschiedene Allergene (z.B. Gräser, Getreide, Hausstaub, Milben, Schimmelpilze, Birke, Erle, Hasel, Beifuß, Sauerampfer, Haustiere etc.) auf den Unterarm aufgetropft und nachher mit einer Pricknadel oberflächlich eingeritzt. Gleichzeitig wird auch hier ein Tröpfchen Kochsalz und Histamin aufgetropft und eingeritzt. Nach 15 bis 20 Minuten kann der Test abgelesen werden. Je nach Rötung in der Umgebung der Tropfen ist der Test positiv oder auch negativ, wobei grob quantifiziert werden kann. Die Reaktion auf Histamin muß positiv sein, die auf Kochsalz negativ, ansonsten ist der Test nicht auswertbar.

Eine weitere Methode ist die nasale Provokation mit einem Allergen. Hier kann auch gleichzeitig die Aktualität eines Allergens untersucht werden. Dabei wird der Nasenluftstrom in ccm/Sekunde vor und nach einer Allergenbelastung gemessen. Aus der Änderung der Nasenluftpassage kann eine Allergie bewiesen oder ausgeschlossen werden. Dieser Test wird meistens bei Hausstaub, Milben und Schimmelpilzen durchgeführt. Niest der Patient nach der Allergenbelastung, ist die Allergie praktisch sicher.

Ähnlich wie die nasale Provokation gibt es auch eine bronchiale Provokation. Hierbei wird der Widerstand durch die Bronchiolen gemessen. Den Test führen meistens Lungenärzte durch, er ist aber nicht ganz unproblematisch, da ein Asthmaanfall ausgelöst werden kann.

Nahrungsmittel können gut im Intrakutantest getestet werden.

Dazu werden ebenfalls von der Industrie gelieferte fertige Lösungen (z.B.

Nüsse, Früchte, Gemüse, Fleisch, Milch, Eier, Mehle) intrakutan in den Rücken gespritzt, so daß eine kleine Quaddel entsteht. Ebenso wird wieder Kochsalz und Histamin injiziert. Am Ausmaß der Rötung läßt sich wieder eine grob quantitative Aussage über die allergische Belastung des betreffenden Nahrungsmittels aussagen.

Bei Verdacht auf Chemikalienallergien, Kontaktallergien und Amalgamallergie wird epikutan am Rücken getestet. Hierbei gibt es spezielle von der Industrie vorgefertigte Pflaster mit Aluminiumkammern, auf die das potentielle Allergen aufgebracht wird. Die Kammern mit dem Pflaster werden 24 Stunden am Rücken belassen, dann nach weiteren 24, 48 und 72 Stunden abgelesen. Als Testsubstanzen kommen insbesondere in Frage: Lacke, Medikamente aller Art, Nickel, Kobalt, Quecksilberverbindungen, Haarfärbemittel usw.

Es gibt dann noch eine gute In-vitro-Untersuchung, nämlich den RAST-Test. Dieser Test ist vor allem angezeigt, wenn ein Test am Patienten aus irgendwelchen Gründen nicht möglich ist, z.B. bei Schwangeren, Kleinkindern oder Ekzematikern, die keine gesunde Haut mehr haben. Außerdem ist der Test angezeigt bei Widersprüchen zwischen der Anamnese und den Allergietestbefunden. Hierbei braucht lediglich Blut abgenommen zu werden. Im Blut können die entsprechenden spezifischen Immunglobuline (IgE) bestimmt werden, was ebenfalls eine gute Aussage über Allergene gibt. Der Test kann bei zahlreichen Nahrungsmitteln, Inhalationsallergenen, Penicillin, Insektengiften und bei einigen Chemikalien durchgeführt werden.

An weiteren diagnostischen Möglichkeiten gibt es dann noch das Verfahren der Rotations-Suchdiät, bei dem nach einem bestimmten Diätplan immer wieder Nahrungsmittel ausprobiert werden und die Reaktionsweise getestet wird (10). Es gibt dann noch zahlreiche andere Verfahren, die allerdings wissenschaftlich nicht anerkannt sind und daher von den Kassen auch nicht bezahlt werden. Eine gute Methode ist die Diagnostik mittels Bioresonanz, wobei elektromagnetische Schwingungen untersucht werden und daraus auf ein Allergen geschlossen werden kann. Diese Methode ist insbesondere bei Kindern sehr günstig, da sie völlig schmerzfrei ist, die Ergebnisse sind auch sehr zuverlässig. Weitere Untersuchungsweisen sind die Kinesiologie und die Elektroakupunktur nach *Voll*.

Keines dieser Verfahren ist hundertprozent zuverlässig, die Aussagequalität variiert auch von Allergen zu Allergen. Während die Aussagen im Pricktest bei Gräsern und Getreiden zu über 90 % zutreffen, ist der Test bei Schimmelpilzen nur zu 20 % sicher, das heißt, im Pricktest werden 80 % der Schimmelpilzallergien übersehen. Allerdings werden diese Schimmelpilzallergene dann häufig bei der nasalen Provokation doch noch gefunden. Bei den Nahrungsmitteln ist die Intrakutan-Testung auf Nüsse relativ sicher, bei Milch versagt auch dieser Test häufig, so daß trotz Milchallergie der Intrakutantest negativ bleibt. Ähnliches gilt auch für den RAST-Test, hier zeigt sich eine Milchallergie ebenfalls häufig nicht, während die Nuß- und Früchteallergie hier sicherer angezeigt wird. Auch eine Amalgamallergie wird leider häufig im Hauttest übersehen, da die Haut nicht adäquat reagiert. Schätzungsweise 50 % der Amalgamallergien werden im Epikutantest nicht gefunden.

Wird eine Allergie vermutet, im Allergietest aber nicht gefunden, bleibt nur die Möglichkeit einer versuchsweisen Karenz, soweit dies möglich ist. Anschließend muß eine erneute Belastung mit dem Allergen stattfinden und die Reaktion beobachtet werden.

Allergietests sollten grundsätzlich nur von entsprechend erfahrenen Ärzten durchgeführt werden, da die Deutung im Einzelfall nicht immer ganz einfach ist und jeder Allergietest zu unter Umständen lebensgefährlichen Komplikationen führen kann. Entsprechende Schockmedikamente müssen in jedem Fall vorhanden sein. Bei Schwangeren sollte grundsätzlich kein Allergietest durchgeführt werden, da im Falle einer Komplikation eine Intensivbehandlung notwendig werden kann, die naturgemäß vermieden werden sollte.

Es wird immer wieder diskutiert, daß die Allergien ständig zunehmen. Die Ursachen hierzu sind leider noch nicht ganz klar, es gibt aber viele Hinweise. Die allgemeine Umweltverschmutzung spielt natürlich eine Rolle, da durch die Herabsetzung des Immunsystems sich Allergien eher leichter ausbilden. Zur »inneren« Umweltverschmutzung zählt natürlich auch die Belastung durch Nikotin und Quecksilber. Ich bin an anderen Stellen dieses Buches schon öfters auf die Quecksilberbelastung eingegangen, da durch die Amalgamplomben ständig Quecksilber abgegeben und dadurch das Immunsystem massiv beeinflußt wird. Häufig ist die alleinige Therapie einer allergischen Diathese die Amalgamsanierung. Dies insbesondere dann, wenn die Quecksilberwerte im Urin nach DMPS-Belastung sehr hoch sind *(vgl. Seite 97f.).*

Ein weiterer Faktor sind Impfungen. Bei vielen Impfungen wird Eiweiß und Quecksilber als Konservierungsstoff parenteral zugeführt, was zu massiven allergischen Reaktionen führen kann, zum Teil auch zu Sofort-Reaktionen. Eine Impfung ist letztendlich eine Beeinflussung des Immunsystems, die unkontrollierbar abläuft. Im Einzelfall weiß man nie genau, wie das Individuum auf die Impfung reagiert.

Es sollte daher möglichst auf alle nicht notwendigen Impfungen verzichtet werden *(vgl. Seite 56).*

Saisonale Allergien

Saisonale Allergien sind dadurch gekennzeichnet, daß die Patienten meistens einen Schnupfen mit einem extremen Niesreiz haben, häufig ein Kribbeln im Hals, rote, zugeschwollene Augen, Juckreiz in den Ohren, z.T. Hustenbeschwerden und beginnende asthmatische Symptome. Die Beschwerden treten typischerweise bei schönem sonnigem Wetter mit Wind auf. Unmittelbar vor Regen bzw. vor einem Gewitter kann die Pollenkonzentration in der Luft sogar maximal sein, so daß dann noch während des Regens massive allergische Beschwerden bestehen. Die allergischen Beschwerden sind dosisabhängig. Je größer der Allergenkontakt ist, desto größer werden die Beschwerden. Bei Roggen zum Beispiel reichen bereits 20 Pollen aus, um bei einem sensiblen Individuum eine Symptomatik auszulösen.

Die Pollen sind männliche Gametophyten von verschiedenen windbestäubenden Pflanzen. Um zum Allergen zu werden, sind verschiedene Voraussetzungen erforderlich, insbesondere brauchen die Pollen eine gewisse Größe, um weit zu fliegen. Pollen die zu groß sind, fallen praktisch direkt zu Boden und haben damit kaum eine Chance, allergische Beschwerden auszulösen. Die Hauptbelastung geht zunächst von den sogenannten frühblühenden Pflanzen aus, dies sind Hasel, Erle und Birke. Die typische Symptomatik tritt von Februar bis März auf. Meistens kombiniert mit einer Frühblüherallergie ist auch eine Nahrungsmittelallergie, wobei Birkenallergiker auf Äpfel allergisch sind und Haselallergiker auch auf die Haselnuß. Die meisten Beschwerden werden durch Gräser und Roggen ausgelöst, aber auch durch Weizen, Hafer und Gerste. Die typische Symptomatik dauert von Mai bis Juli. Es verläuft nicht jede Allergensaison gleich, dies hängt insbesondere von der Wetterlage ab. Auch kann je nach Wetterlage eine zeitliche Verschiebung der Symptome eintreten. In der Arztpraxis ist man fast noch besser als die Pollenwarnvorhersage informiert, da die Patienten gehäuft kommen. Bei entsprechender Wetterlage kommen gleichzeitig 30 Birkenallergiker, was dann die Behandlung etwas vereinfacht. Kräuter wie Beifuß und Sauerampfer spielen nur eine geringere Rolle, da die Pollen nicht so weit fliegen. Allerdings muß bedacht werden, daß Beifußallergiker fast immer auch auf Kamille allergisch sind, was bei einer Inhalationsbehandlung berücksichtigt werden muß.

Insbesondere die häufig angeschuldigte Linde ist allergologisch relativ unbedeutend, da die Pollen viel zu schwer sind und gleich zu Boden fallen.

Symptomfreies Stadium
In der klassischen Homöopathie ist es eigentlich nicht üblich, im symptomfreien Stadium zu behandeln.

Allerdings hat sich bei mir und bei vielen anderen Ärzten doch eine prophylaktische homöopathische Behandlung in diesem Ausnahmefall bewährt. Routinemäßig führe ich eine Behandlung mit Injektionen von Acidum formicicum D200 durch.

Es werden 3 Injektionen im Abstand von 2 Wochen verabreicht, so daß die Behandlung etwa 2 bis 4 Wochen vor der erwarteten Symptomatik beendet ist. Konkret heißt dies, daß ich bei Frühblüherallergien Ende Dezember und bei Gräser-/Getreideallergien Ende März mit dieser Behandlung beginne. Ist eine antibiotische Behandlung, aus welchen Gründen auch immer, in dem Jahr vorausgegangen, gebe ich für 4 Wochen Okoubaka D3 (3 x 10 Tropfen tgl.). Ansonsten verabreiche ich gelegentlich zusätzlich im symptomfreien Stadium, natürlich im Abstand von mindestens vier Wochen zu den Injektionen, ein Konstitutionsmittel als eine D200. Häufig angezeigt ist hierbei Lycopodium, Lachesis, Natrium muriaticum oder Arsenicum album.

Sehr oft ist außerdem die Einmalgabe von Tuberkulinum D200 bei Allergien aller Art angezeigt.

Symptomatisches Stadium
Sind die allergischen Symptome bereits vorhanden, sollte zunächst eine weitgehende Allergenkarenz versucht werden.

Eine vollständige Allergenkarenz ist in der Regel nicht möglich und eigentlich auch nicht sinnvoll, da bei einer gleichzeitigen homöopathischen Behandlung die restlichen Symptome meistens relativ gering sind. Die Schlafzimmerfenster sollten nachts geschlossen bleiben, da die Pollen gegen morgens 4 Uhr reichlich fliegen. Duschen und Baden ist abends günstiger als morgens, damit man ohne Pollen ins Bett geht, außerdem müssen die Haare abends häufig gewaschen werden. Kleidung sollte nicht im Schlafzimmer, sondern außerhalb des Schlafzimmers abgelegt werden. Bei besonders schönem Wetter sollten Wiesen gemieden werden, der Wochenendausflug in den Wald ist günstiger.

Bei einer sehr starken Symptomatik bleiben Autofenster während der Fahrt über Land weitgehend geschlossen.

Ansonsten sollten Zivilisationsgifte soweit wie möglich gemieden werden. Insbesondere bei Getreideallergikern sollte auf Bier verzichtet werden, auch auf alkoholfreies Bier, am besten wird das Trinken von Alkohol völlig unterlassen.

Frühblüherallergiker dürfen kein Kernobst, insbesondere keine Äpfel sowie Nüsse aller Art essen.

Bei einer entsprechenden Nahrungsmittelallergie sollten, soweit dies möglich ist, entsprechende Allergene gemieden werden, um nicht zusätzlich eine Summation von verschiedenen Allergenen zu fördern.

Die homöopathischen Arzneien, die während des Heuschnupfens eingenommen werden, müssen stets individuell dosiert werden. Die Dosierung hängt insbesondere auch von der Wetterlage ab.

Das Hauptmittel ist Euphrasia D2. Die meisten Patienten mit Frühblüherallergie und noch mehr mit Gräser-/Getreideallergie leiden unter geröteten Augen, die sehr stark jucken. In diesem Fall gebe ich jede Stunde 1 Tbl.Euphrasia D2, außerdem Euphrasia-Augentropfen (von der WALA). Findet sich wäßriges Sekret mit sehr starkem Niesreiz, verordne ich Allium cepa D6, ebenfalls, wenn nötig, stündlich 1 Tbl.

Bei sehr starkem Juckreiz im Hals ohne sonstige Symptomatik wird Wyethia D6, gegebenenfalls auch stündlich, verordnet. Meistens ist mit dem Juckreiz im Hals auch ein starker Juckreiz in den Ohren verbunden, wobei das gleiche Mittel gegeben wird. Ist der Patient relativ blaß, der Naseneingang gerötet und besteht ein sehr starker Niesreiz, gebe ich Arsenicum album D12, eventuell stündlich 5 Tropfen. Steht die Hustensymptomatik im Vordergrund, gebe ich gelegentlich gleichzeitig Ipecacuanha D1 (um 18 Uhr und 19 Uhr je 5 Tropfen) und Kalium phosphoricum D6, gegebenenfalls stündlich. Geht der Heuhusten schon mehr in Heuasthma über, hilft Jodum D12 Tbl., 3x1 Tbl.tgl. Bei mehr unspezifischer Symptomatik verordne ich Galphimia glauca D4, eventuell stündlich 10 Tropfen. Steht ein Juckreiz in der Nase und in den Augen im Vordergrund, so sind gelegentliche Gaben von Histaminclorid D12 Tbl. (2 x tgl.) sinnvoll.

Durch diese Behandlung sind Antihistaminika fast völlig zu vermeiden. Ist dennoch ein Antihistaminikum unbedingt erforderlich, weil die reine homöopathische Behandlung nicht ausreicht, gebe ich Terfenadin (Teldane®). Allgemein neige ich immer etwas zur Zurückhaltung bei den noch neueren Antihistaminika, da sich die genauen Nebenwirkungen im allgemeinen erst nach Jahren herausstellen *(vgl. Behandlungstabelle, Seite 112)*.

Hausstaub-, Milben- und Schimmelpilzallergien

Klassischerweise werden bei derartigen Allergien Karenzmaßnahmen empfohlen. Allerdings sollte beachtet werden, daß Karenzmaßnahmen eigentlich keine Therapie darstellen, sondern eher die Kapitulation vor der Krankheit. Karenzmaßnahmen können zwar zwischenzeitlich erforderlich sein, dürfen aber nicht zum Dauerzustand werden. Homöopathisch sind die perennialen Allergien recht gut zu behandeln.

Als Anfangsmittel wird Tuberkulinum D200 einmalig verabreicht, als Zwischenmittel kommt später noch Sulfur D200 in Frage. Langfristig wird bei Milbenallergie mit Kalium arsenicosum D12 (2 x 1 Tbl.tgl.) begonnen, später wird mit Sabadilla D30 (1 Tbl. pro Woche) weiterbehandelt. Bei Milbenallergikern findet sich oft eine Lachesiskonstitution, in diesem Fall gebe ich Lachesis LM VI (3 Kügelchen vor dem Frühstück) über mehrere Monate. Bei Schimmelpilzallergikern ist häufig zu beobachten, daß sie in Häusern mit massivem Pilzbefall wohnen. Leider ist es sehr schwer, wenn nicht gar unmöglich, den Pilz aus der Wohnung wieder zu beseitigen.

Es hilft aber oft schon, wenn der Pilz übermalt wird, dadurch wird eine temporäre Allergenkarenz unter Umständen erreicht. Bis dann der Pilz wieder da ist, kann der Patient von seiner Allergie bereits weitgehend geheilt sein. Ansonsten sind bei derartigen Allergien gelegentlich Aufenthalte im Hochgebirge über 1500 Meter günstig, da in diesem Milieu praktisch keine Milben mehr existieren können *(vgl. Behandlungstabelle, Seite 112)*.

Tierhaarallergie

Hier können gelegentlich relativ einfach Karenzmaßnahmen durchgeführt werden, so daß sich eine homöopathische Behandlung nicht lohnt. Bei der Pferdehaarallergie ist zu beachten, daß diese häufig durch eine Roßhaarmatratze im Bett hervorgerufen wird. In diesem Fall sollte die Roßhaarmatratze ausgetauscht werden. Allergien gegen Meerschweinchen sind meistens extrem stark, auch hier muß das Tier abgegeben werden. Ähnliches gilt für Allergien gegen Wellensittiche. Hundeallergien sind glücklicherweise meistens eher schwächer, so daß es häufig reicht, wenn der Hund sich nicht im Haus aufhält. Katzenallergien sind sehr problematisch, da die Besitzer praktisch nie bereit sind, die Tiere abzugeben. Es ist wesentlich leichter, einem Raucher das Rauchen abzugewöhnen als einem Katzenallergiker die Katze wegzunehmen. Hier muß entsprechend symptomatisch behandelt werden, unter Umständen langzeitmäßig mit Injektionen von Acidum formicicum D12 oder D30. Falls möglich, sollten wenigstens temporäre Karenzmaßnahmen, z.B. im Urlaub, eingehalten werden. Es ist generell auch zu beachten, daß Patienten mit Milbenallergien keine Tiere halten sollten.

Ist z.B. bei einem Kind bereits eine Milbenallergie nachgewiesen und wünschen sich die Kinder unbedingt ein Haustier, ist streng davon abzuraten, meistens treten doch sehr starke allergische Probleme auf.

Nahrungsmittelallergien

Nahrungsmittelallergien sind insgesamt sehr häufig, die Bedeutung wird in der klassischen Medizin völlig verkannt. Laien und auch Ärzte wissen häufig nur von Ausschlägen als Symptome. Natürlich äußern sich Nahrungsmittelallergien oft als Ekzeme oder Ausschläge, sehr häufig aber auch im HNO-Bereich. Durch eine chronische Darmerkrankung, die sich meistens nur in relativ geringen Symptomen äußert, nämlich mit Blähungen und Durchfall, was

den Patienten wenig stört, kann eine chronische Nebenhöhlenentzündung unterhalten werden. Ebenso kann eine chronische Tonsillitis Hinweis auf eine Milchallergie sein, auch asthmatische Beschwerden werden sehr oft durch Nahrungsmittelallergene unterhalten. Nicht zu vergessen sind zahlreiche psychische Erkrankungen, insbesondere Depressionen, die mit einer derartigen Allergie zusammenhängen können. Eine Nahrungsmittelkarenz ist häufig nicht möglich, da zu viele verschiedene Allergene zusammenkommen. Liegt eine isolierte Nußallergie vor, ist eine Nahrungsmittelkarenz natürlich kein Problem. Häufig sind die Patienten aber allergisch gegen Milch, Eier, Nüsse, Früchte, Obst, Fleisch und Mehle.

In diesem Fall muß überlegt werden, was gezielt verboten wird und was nicht. Am ehesten empfiehlt sich Milch, da bei einer Milchkarenz die anderen Allergien verschwinden können. Häufig ist es günstig, die Kuhmilch durch Schafsmilch oder Ziegenmilch zu ersetzen, weil hier eine geringere Allergenbereitschaft besteht. Auf dem Land ist es meistens kein Problem, Ziegenmilch zu bekommen, in der Stadt allerdings ist es praktisch unmöglich.

Mit einer homöopathischen Behandlung kann eine Nahrungsmittelallergie sehr günstig beeinflußt werden. Mittel der Wahl ist Okoubaka. Ich verordne im Regelfall für ca. 6 Wochen Okoubaka D3 (3 x 10 Tropfen tgl.), anschließend für weitere 6 Wochen Okoubaka D4 (3 x 10 Tropfen tgl.), dann für 6 Wochen Okoubaka D6 (3 x 5 Tropfen tgl.), darauf folgend für 6 Wochen Okoubaka D12 (2 x 5 Tropfen tgl.), und zuletzt für ein halbes Jahr Okoubaka D30 (1 Tbl. sonntags vor dem Frühstück). Bereits während der Behandlung können die Patienten häufig die zunächst verbotenen Nahrungsmittel wieder zu sich nehmen. Speziell bei der Milchallergie hat sich eine Behandlung mit Aethusa cynapium bewährt. Ich beginne mit Aethusa cynapium D4 (3 x 1 Tbl.tgl.) für 4 Wochen, anschließend Aethusa cynapium D6 (3 x 1 Tbl.tgl.), dann Aethusa cynapium D12 (2 x 1 Tbl.tgl. für 6 Wochen) und zum Schluß Aethusa cynapium D30 für 6 Monate (1 Tbl.sonntags vor dem Frühstück). Nach der Behandlung kann wieder versucht werden, Milch zu trinken. Bei Symptomfreiheit kann davon ausgegangen werden, daß die Milchallergie geheilt ist, ansonsten muß weiterhin eine Milchkarenz durchgeführt werden. Auch bei der Nahrungsmittelallergie sind Zwischengaben von Tuberkulinum D200 günstig.

Nickelallergie

Ich möchte an dieser Stelle auf die Behandlung der Nickelallergie besonders hinweisen, da sie homöopathisch relativ einfach ist. Natürlich kann eine Nikkelkarenz zur Symptomfreiheit beitragen. Häufig wollen aber die Patientinnen Modeschmuck tragen. Da die Behandlung relativ einfach ist, ist dagegen dann auch nichts einzuwenden. Ich verordne in dem Fall für ca. 6 Wochen Arsenicum jodatum D12 (2 x 1 Tbl.tgl.), anschließend Arsenicum jodatum D30 (1 Tbl. sonntags vor dem Frühstück) für 6 Monate. Die Behandlung ist insbesondere auch dann angezeigt, wenn sich im Zahnfüllmaterial Nickel befindet und dadurch Lokalsymptome ausgelöst werden.

Amalgamallergie

Die Amalgamallergie, die insgesamt relativ häufig auftritt, nach neueren Schätzungen sogar bei bis zu 15 % der Amalgamträger *(1)*, läßt sich rein homöopathisch nicht behandeln. Eine Entfernung von sämtlichem vorhandenem Amalgam ist erforderlich, meistens muß das Amalgam durch Gold ersetzt werden. Allergien gegen Zahngold sind glückli-

cherweise wesentlich seltener. Während der Amalgamsanierung sollte allerdings eine homöopathische Behandlung durchgeführt werden, um das restliche Quecksilber im Körper zu eliminieren. Mittel der ersten Wahl ist Argentum nitricum D12 (2 x 1 Tbl.tgl.). Mit der Behandlung soll etwa 1 Woche vor Amalgamentfernung begonnen werden, anschließend muß je nach Symptomatik die Behandlung noch über 4 bis 8 Wochen fortgesetzt werden.

Zusätzlich gebe ich gern Selen. Selen ist das natürliche Gegenmittel zu Quecksilber. In diesem Fall verordne ich Natrium selenicum D3 (3 Tbl.tgl. vor dem Frühstück). Allerdings ist dies keine eigentliche homöopathische Behandlung, sondern eine stoffliche Selensubstitution.

Endogenes Ekzem

Das endogene Ekzem soll hier nur am Rande gestreift werden, da es schwerpunktmäßig von Dermatologen behandelt wird.

Sie verordnen allerdings meist kortisonhaltige Salben, alternativ auch Teersalben oder Parfenac®.

Diese Behandlungsart widerspricht völlig dem *Hering*schen Gesetz, nach dem eine Heilung von innen nach außen und nicht von außen nach innen erfolgen muß. Die »Erfolge« durch die Kortisonbehandlung sind oft sehr schlecht, so daß die Patienten reihenweise homöopathische Ärzte und auch Heilpraktiker aufsuchen. Die Erfolge durch eine homöopathische Behandlung und durch andere Naturheilverfahren sind wesentlich besser. Erfahrungsgemäß ist ein endogenes Ekzem bei Kindern sehr häufig durch eine Milcheiweißallergie verursacht. Wird das Kleinkind noch gestillt, sollte die Mutter zunächst einmal versuchsweise keine Milch trinken. In einem Großteil der Fälle bessert sich das Ekzem bereits daraufhin.

Bei nicht mehr gestillten Kindern sollte ebenfalls Milch verboten werden, auch hier tritt häufig bereits eine Besserung auf. Ein endogenes Ekzem entsteht meistens aus mehreren Gründen; es gehört dazu die erbliche Belastung, eine eventuelle Allergie, eine Quecksilberbelastung durch Amalgamplomben (auch der Mutter!), psychische Einflüsse und Umwelteinflüsse. Häufig reicht es aus, zwei dieser Faktoren zu beseitigen, um das Ekzem zum Verschwinden zu bringen. Glücklicherweise ist es in der Medizin ja nicht immer so, daß alle Ursachen beseitigt werden müssen. Die Amalgamsanierung scheint eine sehr große Rolle zu spielen *(vgl. Seite 97ff.)*. Mittel der Wahl beim endogenen Ekzem ist am Anfang immer Okoubaka. Bei Kindern gebe ich Okoubaka D3 globuli (3 x 5 globuli tgl.), bei Erwachsenen Okoubaka D3 Dil. (3 x 10 Tropfen tgl.). Später werden dann höhere Potenzen verabreicht. Ansonsten ist beim endogenen Ekzem eine Konstitutionsbehandlung sinnvoll, wobei je nach Symptomen und Konstitution differenziert werden muß. Als Hauptmittel kommen Calcium carbonicum, Barium carbonicum, Natrium muriaticum, Lycopodium, Lachesis, Arsenicum album und Sulfur in Frage. Alternativ helfen aber zahllose andere Mittel, wie Acidum nitricum, Acidum carbolicum, Mercurius solubilis, Kreosotum oder auch Pulsatilla. Da die Mittelwahl nicht immer so einfach ist, muß hier mit Arzneimittellehren gearbeitet werden *(3, 5, 19, 21)*.
Ich möchte noch besonders auf Rhus toxicodendron hinweisen, da dies ein Mittel ist, das beim quälenden nächtlichen Juckreiz angewandt werden kann. Die Patienten haben nämlich oft Schlafstörungen, da der Juckreiz nachts im Bett sehr quälend ist und er nur durch Aufstehen gemildert werden kann.
Mittel der Wahl ist hier Rhus toxicodendron D6 (3 x 1 Tbl.tgl.) über längere Zeit, bis der Juckreiz verschwindet. Auf lokale Maßnahmen sollte weitmöglichst verzichtet werden, allerdings geht dies je nach Ausprägung des Ekzems nicht immer. Den Juckreiz lindern kann Cardiospermum-Salbe *(vgl. Behandlungstabelle, Seite 112)*

Asthma bronchiale

Auch das Asthma bronchiale soll hier nur am Rande gestreift werden. Es muß beim Asthma differenziert werden, wann die Asthmaanfälle auftreten, welche Symptome bestehen und wann die Asthmaanfälle begonnen haben. Häufig sind, ähnlich wie beim endogenen Ekzem, Konstitutionsmittel erforderlich. Ein Hinweis auf das Konstitutionsmittel bietet die Uhrzeit, wann die Anfälle typischerweise auftreten. Ich möchte hier insbesondere auf das Lehrbuch von *Gerhard Köhler (19)* verweisen.
Ein anderer Gesichtspunkt bei der Behandlung des Asthmas ist natürlich die Behandlung der Allergien. Hierbei gelten die oben aufgeführten Grundsätze. Häufig liegt eine Nahrungsmittelallergie oder eine Hausstaub-/Milbenallergie zugrunde, die entsprechend den oben gezeigten Grundsätzen behandelt werden muß. Bei jedem Asthmatiker ist auf jeden Fall eine ausführliche Allergietestung angezeigt, um entsprechend gezielt behandeln zu können.

Krankengeschichte: Die 30jährige Patientin V.B. kommt erstmals notfallmäßig samstags, am 20. Mai 1989, in meine Praxis. Sie hatte einen akuten Asthmaanfall mit exspiratorischem Stridor. Sie gibt an, daß sie wegen einer chronischen Sinusitis mehrfach an den Nasennebenhöhlen operiert worden sei, wegen extremer Stirnkopfschmerzen wurde sie 1984 erneut operiert, da die Operation keine Besserung brachte, nach 2 Wochen 1984 nochmals. Seitdem sind die geklagten Stirnkopfschmerzen weg, die Patientin hat aber exakt seit dieser Zeit Asthma bronchiale. Eine Allergie gegen Milben,

Gräser, Tierhaare und Schimmelpilze ist bekannt. Sie sei ständig verschleimt. Sie hat öfter Ekzeme am Rücken und am Kinn. Bei der Untersuchung fällt auf, daß die mittleren Nasenmuscheln beidseits völlig fehlen. Der Epipharynx ist voller Schleim. Es findet sich ein Zustand nach Tonsillektomie. Es besteht ein ausgesprochener exspiratorischer Stridor. Die Patientin wirkt sehr zurückhaltend und depressiv. Ich gebe ihr einmalig Natrium muriaticum D200, außerdem Kalium arsenicosum D12 für 6 Wochen. Es wird auf jegliche allopathische Medikation verzichtet. Der Asthmaanfall ist bereits 1 Stunde später vorbei. Am 3. Juli 1989 berichtet die Patientin, daß die Beschwerden wechseln, insgesamt sei das Asthma geringer, sie habe aber wieder gelegentlich Stirnkopfschmerzen. Die Patientin erhält einmalig Tuberkulinum D200 und wieder zur Weiterbehandlung Kalium arsenicosum D12.

Zuletzt sehe ich die Patientin am 14. August 1989. Sie berichtet, daß die Asthmabeschwerden völlig verschwunden seien, ebenfalls die Kopfschmerzen, sie sei nicht mehr verschleimt. Wie ich von anderer Stelle erfahren habe, ist die Patientin seitdem völlig beschwerdefrei trotz ihrer multiplen Allergien.

Husten

Bronchitis und Hustenbeschwerden sind wiederum ein Gebiet, das die Hals-Nasen-Ohrenheilkunde nur am Rande betrifft.

Da aber Hustenbeschwerden auch vom Kehlkopf ausgelöst sein können, außerdem Husten häufig als Begleitsymptom einer Sinusitis und von Schnupfenbeschwerden sowie Allergien auftritt, habe ich in der Praxis doch relativ viele Patienten mit entsprechenden Beschwerden.

Liegt gleichzeitig ein Husten und Schnupfen vor, sollte man sich immer überlegen, was zuerst behandelt wird. Häufig resultiert der Husten einfach daraus, daß Sekret den Rachen hinunterläuft und dann aus den Bronchien

wieder herausgehustet werden muß. Es ist meist günstiger, entsprechend den obengenannten Kriterien den Schnupfen zu heilen *(vgl. Seite 62f.)*. Häufig hängt ein Husten auch mit einer Sinusitis zusammen. Hierbei ist es ebenfalls positiv, allein die Sinusitis zu therapieren *(vgl. Seite 63f.)*. Die Hustenbeschwerden verschwinden dann im Regelfall von allein. Bei einem allergischen Husten sollte die Allergiebehandlung entsprechend den oben aufgezeigten Kriterien erfolgen *(vgl. Seite 85ff.)*.

Allgemein gilt bei praktisch allen Hustenbeschwerden, daß die Patienten möglichst viel trinken sollten. Zusätzlich hat sich die Gabe eines Tees sehr bewährt (Flores Sambuci, Flores Tiliae, Flores Chamomillae àa ad 100,0; 2–3 Teelöffel mit ¼ l kochendem Wasser überbrühen, 10 Min. ziehen lassen, heiß auf einmal trinken) *(29)*.

Akuter trockener Reizhusten

Zunächst kann, wie bei jedem Infekt bei einem frischen Husten mit Aconit D30 (3 x 5 globuli im Abstand von 2 Std.) begonnen, anschließend mit Belladonna D30 (3 x 5 globuli im Abstand von 12 Std.) weiterbehandelt werden. Bei stechenden Schmerzen im Brustbereich mit viel Durst ist Bryonia das Mittel der Wahl, ich gebe in diesem Fall Bryonia D3 (stündlich 10 Tropfen). Bei retrosternalen Schmerzen mit Husten ohne ausgeprägtem Durst verordne ich Rumex crispus D6 (je nach Ausprägung 3 x 1 Tbl.tgl. oder stündlich 1 Tbl.). Bei einem erstickenden Husten mit kurz aufeinanderfolgenden Hustenanfällen, gelegentlich mit Nasenbluten, rezeptiere ich Drosera D6 (je nach Intensität 3 x 1 Tbl. tgl. oder stündlich 1 Tbl.). Bei Husten, der vor allem nachts auftritt mit reiner Zunge und Atemnot, gebe ich Ipecacuanha D1 Tropfen (abends um 18 und 19 Uhr je 5 Tropfen) oder gelegentlich bei Kindern Ipecacuanha D4 globuli (3 x 5 globuli tgl.

vor dem Essen). Bei Husten, der sich beim Hinlegen stark verschlechtert, verordne ich Hyoscymus niger D6 (3 x 1 Tbl.tgl.). Bei Husten mit wenig Auswurf und heiserer, rauher Stimme sowie erstickendem Husten gebe ich Spongia D6 (3 x 5 Tropfen tgl.). Schwitzt der Patient ausgesprochen stark nachts, rezeptiere ich Bromum D6 (3 x 5 Tropfen tgl.).

Akute Bronchitis mit Auswurf

Häufig tritt der Husten nach Durchnässung auf. In diesem Fall ist Dulcamara D6 (3 x 1 Tbl.tgl.) Mittel der Wahl. Bei sehr schwachen Patienten, insbesondere bei Kindern, drohender Pneumonie, gleichzeitigem Erbrechen und ausgeprägtem Rasselgeräusch verordne ich Tartarus emeticus D4 globuli (je nach Ausprägung stündlich 5 globuli oder 3 x 5 glob.tgl.). Ansonsten kommen, wie beim Reizhusten, Spongia, Bromum, Drosera und Ipecacuanha in Betracht. Bei einem bellenden Husten mit wenig Auswurf, insbesondere auch beim Keuchhusten mit immer wiederkehrenden Hustenanfällen verordne ich Cuprum metallicum D12 (3 x 5 globuli tgl.). Dieses Mittel ist insbesondere häufig auch bei Kindern angezeigt.
Bei starkem Husten mit Brechreiz, insbesondere bei Lagewechsel im Bett, wird Kreosotum D4 (3 x 1 Tbl.tgl.) verordnet.

Chronische Bronchitis

Je nach Modalitäten sind teilweise die gleichen Mittel zu empfehlen. Hinzu kommt noch als Resorptionsmittel Kalium jodatum D3 (3 x 10 Tropfen tgl.), welches allerdings sehr langsam wirkt und lange eingenommen werden muß. Ebenfalls als Resorptionsmittel hat sich Hepar sulfuris D6 (3 x 1 Tbl.tgl.) bewährt.

Pneumonie

Die Pneumonie ist üblicherweise nicht die Sache des Hals-Nasen-Ohren-Arztes. Allerdings kann bei drohender Pneumonie bei Kindern je nach Modalitäten eine Behandlung mit Antimonium tartaricum D4 (stündlich 5 globuli) oder mit Phosphor D12 (stündlich 5 Tropfen) hilfreich sein. Ansonsten muß streng je nach Symptomen differenziert werden. Eine Pneumonie darf nur bei großer Erfahrung homöopathisch behandelt werden *(vgl. Behandlungstabelle, Seite 113)*.

Schnarchen

Lange Jahre galt Schnarchen, auch als »Rhonchopathie« bezeichnet, überhaupt nicht als Krankheit, sondern lediglich als lästige Begleiterscheinung des Schlafens. In den letzten Jahren hat sich zunehmend herausgestellt, daß durch Schnarchen erhebliche Folgeschäden ausgelöst werden können, nicht nur für den Ehepartner, sondern auch für den Schnarcher selbst. Dies ist bedingt durch eine Sauerstoffminderversorgung während des Schlafens durch ein gelegentliches Aussetzen der Atmung. Durch das Schnarchgeräusch wird der Schlaf oberflächlich. Der Rachen trocknet aus, was zu erheblichen Mißempfindungen morgens führen kann.
Schnarchen kann verschiedene Ursachen haben. Häufig liegt eine Verlegung der Nasenatmung vor infolge einer Rhinitis *(vgl. Seite 62f.)*. Ursache kann auch eine chronische Sinusitis sein oder eine Rhinosinusitis polyposa *(vgl. Seite 63ff.)*.
Häufig liegen allergische Beschwerden vor, insbesondere eine Hausstaub-Milbenallergie. In diesem Fall ist primär die Hausstaub-Milbenallergie zu behandeln *(vgl. Seite 89)*.
Ein weiterer Grund bei Schnarchen

sind häufig zu große Mandeln bzw. eine ungünstige Position der Mandeln, was zu Reibegeräuschen beim Atmen führt. Dieses Phänomen tritt insbesondere bei der Rückenlage des Patienten auf. Hier müssen zunächst die Tonsillen behandelt werden *(vgl. Seite 73).*

Eine seltene Ursache ist eine Verlegung des Epipharynx durch übriggebliebene adenoide Vegetationen oder durch eine lymphatische Hyperplasie bzw. im Extremfall durch einen malignen Tumor *(vgl. Seite 68ff.).*

Als erstes sollte beim Schnarchen versucht werden, den Kopfteil des Bettes höherzustellen. In einem Großteil der Fälle bessert sich bereits dadurch das Schnarchen. Außerdem sollten die Patienten drei Stunden vor dem Zubettgehen nichts mehr essen und nichts mehr trinken, insbesondere keinen Alkohol.

Durch die Verdauungstätigkeit tritt eine allgemeine Schlaffheit der Muskeln im ganzen Körper auf, was zu einer Gaumensegelschwäche führt, wodurch das Schnarchen wieder begünstigt wird. Eine Abnahme des Körpergewichtes führt im Regelfall zu einer Abnahme des Schnarchens. Auch dieser Gesichtspunkt ist sehr wichtig.

Führen die oben erwähnten Hinweise nicht zum Ziel, kommt eine Behandlung mit Causticum in Frage. In diesem Fall verordne ich Causticum D6 (3 x 1 Tbl.tgl.) über 4 Wochen, anschließend Causticum D12 (2 x 1 Tbl.tgl.) für 6 Wochen.

Sehr kritisch zu würdigen sind die neueren operativen Verfahren, insbesondere die Palatovelopexie mit künstlicher Straffung der inneren Halsmuskeln. Langzeitergebnisse liegen hier nicht vor. Im Regelfall ist das Schnarchen auch mit anderen Mitteln in Griff zu bekommen.

Allgemeine Hinweise

Bei einer homöopathischen Behandlung steht immer der ganze Mensch im Vordergrund, die isolierte Betrachtung eines Organsystems allein reicht nicht aus. Außerdem ist die intensive Beschäftigung mit der gesamten Homöopathie nötig. Ich möchte dies anhand von Einzelmodalitäten und Krankheitsbildern erläutern.

Akute Infektionen, Virusgrippe, Fieber und Fieberkrämpfe

Akute Infektionen kann man zu Beginn praktisch immer mit Aconit D30 (3 x 5 globuli im Abstand von 2 Std.) therapieren, anschließend mit Belladonna D30 (3 x 5 globuli im Abstand von 12 Std.). Mit diesem Behandlungsschema können auch Patienten selbst ohne ärztlichen Rat beginnen. Sollte dadurch die Infektion gar nicht zum Ausbruch kommen, ist eine weitere Behandlung nicht nötig.

Häufig treten, vor allem natürlich im Winter, virale grippale Infekte oder die echte Virusgrippe auf. Auch bei der Grippe wird nach obigem Behandlungsschema begonnen. Bei Grippe mit großem Zerschlagenheitsgefühl ist danach Eupatorium D4 (3 x 5 Tropfen tgl.) angezeigt, noch günstiger ist allerdings die Kombination mit Echinacea D4 (Eupatorium D4, Echinacea D4 àa ad. 20,0 ml, 3 x 5 Tropfen tgl.). Bei einer Virusgrippe bzw. einem grippalen Infekt mit ausgeprägten Gliederschmerzen ist Bryonia D3 (10 Tropfen stündlich) Mittel der Wahl, später kann mit Bryonia D6 (3 x 5 Tropfen tgl.) fortgesetzt werden. Bei einer Grippe mit starken Nackenschmerzen und Zittern ist Gelsemium D12 (2 x 1 Tbl.tgl.) Mittel der Wahl.

Fieber sollte möglichst nicht unterdrückt werden. Die sogenannte »symptomatische« Behandlung von Fieber mit Antipyretika führt häufig zu Komplikationen. Plötzliches Fieber mit warmen Extremitäten ist ein Hinweis auf Aconit D30 (3 x 5 globuli im Abstand von 2 Std.), Fieber mit kalten Extremitäten und starker Unruhe ist ein Hinweis für Belladonna D30 (3 x 5 globuli im Abstand von 12 Std.). Besteht ein relativ hohes Fieber und ist der Patient dabei noch auffallend fit, ist Ferrum phosphoricum D6 (3 x 1 Tbl.tgl.) angezeigt. Bei länger andauerndem hohem Fieber ist Lachesis D12 (5 Tropfen gegebenenfalls stündlich) angezeigt, insbesondere bei septischen Temperaturen. Ansonsten kann auch die Dreierspritze (Echinacea D4, Lachesis D12 und Pyrogenium C30) zum Einsatz kommen. Es gibt natürlich noch zahllose weitere Fiebermittel, hier muß aber auf die einschlägige Literatur bzw. das Repertorium *(17)* verwiesen werden.

Ein häufiges Argument von Schulmedizinern, Fieber zu unterdrücken, ist die Gefahr von Fieberkrämpfen. Allerdings treten Fieberkrämpfe meistens eher bei niedrigem Fieber und selten bei hohem Fieber auf. Durch die ständige Unterdrückung von Fieber resultieren häufig andere chronische Erkrankungen. Ein bewährtes Mittel bei drohendem Fieberkrampf ist Cuprum metallicum D12 (gegebenenfalls alle 10 Minuten 5 globuli). Wegen des Fiebers selbst wird dann Aconit, Belladonna oder Ferrum phosphoricum verabreicht. Cuprum metallicum wirkt beim Fieberkrampf sehr sicher.

Gesteigerte Infektneigung

Bezüglich der gesteigerten Infektneigung gab ich Hinweise in den einschlägigen Kapiteln, z.B. bei der chronisch rezidivierenden Tonsillitis *(vgl. Seite 72ff.)* oder bei der chronisch rezidivierenden Sinusitis *(vgl. Seite 63ff.)*.

Ein gutes allgemeines Mittel bei gesteigerter Infektneigung ist Echinacea D4 (3 x 1 Tbl.tgl.), was gegebenenfalls auch prophylaktisch verwendet werden kann. Echinacea D4 wirkt häufig sicherer als phytotherapeutisches Echinacea (z.B. Echinacin®). Ansonsten kommen bei der chronischen Infektneigung auch die Kältemittel in Frage, z.B. Nux vomica, Silicea, Psorinum, Arsenicum album, Kalium carbonicum usw. Häufig sind Konstitutionsmittel angezeigt, da die Patienten sich bei jedem Luftzug erkälten.

Appetitmangel

Der Appetitmangel ist häufig bei Kindern ein großes Problem.

Die Kinder wollen nicht richtig essen und werden dadurch krank. Ein relativ sicheres Mittel zum Appetitanregen ist Avena sativa D1 (wird als Trituration verordnet, jeweils 1 Kaffeelöffel vor dem Essen). Auch dieses Mittel wirkt sehr sicher.

Zahnungsbeschwerden

Kleine Kinder werden häufig beim Zahndurchbruch krank.

Merkwürdigerweise wird dieser Zusammenhang von Schulmedizinern gelegentlich bestritten, obwohl jede Mutter diesen Zusammenhang kennt. Ein bewährtes Mittel bei Zahnungsbeschwerden ist Chamomilla D3 (3 x 5 globuli vor dem Essen) oder gegebenenfalls Kreosotum D4 (3 x 1 Tbl.tgl.), insbesondere wenn bereits eine Karies besteht.

Seitenmodalitäten

Viele Mittel haben eine ausgeprägte Rechtsbeziehung (z.B. Lycopodium, Apis), andere eine ausgeprägte Linksbeziehung (z.B. Lachesis, Sepia). Häufig ist entscheidend, ob eine Krankheit von rechts nach links (Lycopodium) oder von links nach rechts (Lachesis) geht, oder ob ein häufiger Seitenwechsel (Lac caninum) besteht.

Periodizität, Tageszeit, Menstruation

Viele Mittel haben eine Periodizität, am auffallendsten ist diese bei Cedron. Bei Cedron kommen die Beschwerden jeden Tag zur gleichen Minute. Ansonsten gibt es Mittel, die immer dann eingesetzt werden, wenn Krankheiten am Wochenende auftreten. Hier ist Iris versicolor das Hauptmittel. Andere Mittel haben eine vierwöchige Periodizität, z.B. Silicea.

Die Tageszeit spielt häufig eine Rolle, so sind bei Lachesis die Beschwerden vor allem beim Aufwachen sehr ausgeprägt (»schläft sich in die Verschlimmerung hinein«), Natrium muriaticum hat die Beschwerden mit dem Lauf der Sonne. Auch die Menstruation ist häufig wichtig. Entscheidend ist, ob die Beschwerden vor, während oder nach der Menstruation auftreten. Den besten Hinweis auf die Zusammenhänge zwischen Menstruation und Beschwerden liefert das Buch von *Schlüren (26)*.

Essensmodalitäten

Sehr wichtig sind die Essensmodalitäten. Diese können häufig in Repertorien *(17)* nachgeschlagen werden. Die Essensmodalitäten sind ein Hinweis auf das Konstitutionsmittel, so hat der Calcium carbonicum- oder Lycopodium-Typ extreme Lust auf Süßigkeiten, während der Calcium phosphoricum-Typ z.B. keine Süßigkeiten mag.

Warm – Kalt – Modalitäten

Einen entscheidenden Hinweis auf das Arzneimittel liefert oft die Kälte-Wärme-Beziehung. So gibt es bestimmte Arzneimittel, bei denen die Patienten extrem frieren, z.B. bei Nux vomica oder Arsenicum album, bei anderen Arzneimitteln ist es den Patienten praktisch immer zu warm, so bei Sulfur und Lachesis. Bei akuten Krankheitsbildern, bei denen Wärme schadet und

Kälte nützt, ist z.B. häufig Apis Mittel der Wahl. Die Warm-Kalt-Modalitäten können auch in den Arzneimittellehren *(5, 21)* nachgeschlagen werden.

Amalgam-Problematik

Ich bin an anderer Stelle schon auf das Amalgamproblem eingegangen *(12)*. Da die Amalgamproblematik häufig noch unbekannt ist, möchte ich auch hier näher darauf eingehen.

1826 wurde von *Taveau* in Paris das Amalgam entwickelt, bereits 1840 wurde es in den Vereinigten Staaten von Amerika wieder verboten, auf Druck der dortigen Industrie 1855 aber wieder zugelassen. 1926 warnte der deutsche Chemiker *Stock* erneut vor den Gefahren des Quecksilberdampfes und beschrieb im Jahre 1939 eine chronische Vergiftung infolge der Instabilität des Amalgams. Die Diskussion über die Gefährlichkeit des Amalgams ist also schon recht alt und reißt nicht ab.

Insbesondere auch die Ärzte, die mit Elektroakupunktur nach *Voll* arbeiten, weisen bereits seit Jahrzehnten auf die Gefährlichkeit des Amalgams hin. Allerdings war schulmedizinisch die Vergiftung bisher praktisch nicht nachweisbar, da Messungen im Urin oder im Blut keine bedenklichen Quecksilberwerte erbrachten. Erst durch *Daunderer (6, 7, 8)* ließ sich die Quecksilberbelastung schulmedizinisch nachweisen.

Zusammensetzung des Amalgams

Amalgame entstehen durch das Vermischen von gleichen Teilen von Legierungspulver und Quecksilber. Somit enthält Amalgam zu etwa 20% Silber, zu maximal 16% Zinn, zu maximal 15% Kupfer, zu etwa 50% Quecksilber und zu maximal 1% Zink und gelegentlich auch etwas Nickel. Die Amalgame sind nicht alle gleich zusammengesetzt, so gibt es die Hochsilberamalgame, Niedrigsilberamalgame und

Nongamma-2-Amalgame sowie kupferreiche Amalgame. Die Bestandteile sind im wesentlichen immer die gleichen, lediglich die Konzentration ist unterschiedlich.

Die größte toxische Belastung besteht durch Quecksilber im Amalgam, da Quecksilber relativ leicht verdampft und dann über den Respirationstrakt gut resorbiert wird. Ebenfalls sehr toxisch ist Zinn, welches allerdings nach derzeitigen Erkenntnissen aufgrund der Stabilität des Amalgams wohl eher eine geringere Rolle spielt, obwohl dies noch nicht als sicher gelten kann.

Symptome durch eine chronische Quecksilbervergiftung

Die Hauptsymptome sind Allergie, Bauchschmerzen, Kopfschmerzen (Migräne), Schwindel, Nervosität, reduzierte Merkfähigkeit, Energielosigkeit. Weitere Symptome sind Asthma, Tetanie, Mund-, Rachen-, Magenschmerzen, Metallgeschmack im Mund, zuviel Urin, kein Urin, niedriger Blutdruck, Bronchitis, Lungenentzündungen, Frösteln, Gewichtsverlust, allgemeine Schwäche, Gelenkschmerzen, Zittern an Augenlidern, an Zunge und verstärkt bei beabsichtigten Bewegungen, Zitterschrift, stammelndes Sprechen, verwaschene Aussprache, Mundzuckungen, Speichelfluß, Zahnfleischentzündung, kupferfarbene Mundschleimhaut, blauvioletter Saum an den Zahnhälsen, Zahnausfall, hartnäckiger Schnupfen, eitrige Nasennebenhöhlenentzündungen, Herzrhythmusstörungen, Haarausfall, Reizbarkeit, Aufbrausen, gehetztes Tempo, Schlaflosigkeit, Ermüdung, Depressionen, Schüchternheit, Schreckhaftigkeit, Unentschlossenheit, Menschenscheuheit, Stimmungslabilität, Empfindungsstörungen, Sehstörungen, Hautekzem, Leberschaden, Nierenschaden, hyperchrome Blutarmut, Infektanfälligkeit, Tinnitus, periorale Dermatitis und Akne.

Messung der Amalgamintoxikation

Wie schon oben ausgeführt, reicht die alleinige Bestimmung von Quecksilber im Blut oder Urin nicht aus. Weiter hilft nur der DMPS-Mobilisationstest nach *Daunderer*. Zunächst braucht man DMPS, was als Unithiol® von der Schützenapotheke in München (Tel. 089/557661) besorgt werden kann. Eine Packung enthält 10 Ampullen à 250 mg DMPS. 10 Ampullen kosten etwa DM 100,–. Die Ampullen kommen aus Leningrad. Da es sich um einen Komplexbildner handelt, riecht das Präparat stark nach Schwefel. Zunächst wird Spontanurin auf Zink untersucht. Anschließend wird 3 mg pro/kg Körpergewicht DMPS langsam intravenös injiziert, bei einem 70 kg schweren Erwachsenen also etwa 1 Ampulle. Nach 30 Minuten wird Urin II auf Quecksilber und Kupfer untersucht, bei Hypertonie zusätzlich auf Blei. Der Urin wird vom Labor Dres. med. *Schiwara, Winterfeld, Pfanzelt* und *Kunz*, Straßburger Str. 19 in 2800 Bremen 1, Tel. 0421/349640 untersucht. Von diesem Labor kann man auch entsprechendes Versandmaterial erhalten. Inzwischen führen auch zahlreiche andere Labors die Untersuchungen durch.

Bei Kassenpatienten wird die Untersuchung auf Überweisungsschein durchgeführt. DMPS kann als Sprechstundenbedarf besorgt werden oder wird auf den Namen des Patienten verordnet.

Wirkung von DMPS

DMPS ist ein Schwermetallkomplexbildner, der Schwermetalle in folgender Reihenfolge ausscheidet: Zink, Kupfer, Arsen, Quecksilber, Blei, Eisen, Cadmium, Nickel, Chrom. Die orale Gabe von DMPS (Präparat Dimaval®) ist nicht zu empfehlen, da die Resorption unsicher ist, und daher die Ergebnisse schlecht zu interpretieren sind. Außerdem wird bei Dimaval (oral) ein Großteil der Gifte über den Stuhl ausgeschieden, was die Bestimmung wesentlich erschwert. DMPS ist nur sehr kurz wirksam, daher muß die Urinprobe nach DMPS-Injektion in relativ kurzer Zeit durchgeführt werden. Das Mittel ist kaum toxisch, gelegentlich können kurzfristig Übelkeit oder leichte allergische Symptome auftreten.

Interpretation der Ergebnisse
Die ausgeschiedenen Mengen werden immer auf den Kreatininwert bezogen. Normalerweise liegt die Zinkausscheidung vor DMPS zwischen 140 und 720 µg/g Kreatinin, der Kupferwert nach DMPS-Belastung liegt bei 500 µg/g Kreatinin, der Quecksilberwert nach DMPS unter 50 µg/g Kreatinin.
Ist der Zinkwert sehr hoch, kann unter Umständen das ganze DMPS zur Ausscheidung von Zink verwendet werden, so daß die Kupferwerte und Quecksilberwerte scheinbar im Normbereich sind. Nach eigener Erfahrung sind die Zinkwerte häufig nach Anwendung von Zinkpasten erhöht, auch noch nach Jahren. Bei einer chronischen Schwermetallvergiftung bildet sich ein relativ großes Kupferdepot. Unter Umständen kann daher das Kupfer drastisch erhöht sein, und das Quecksilber scheinbar normal. Auch in diesem Fall ist der Quecksilberwert falsch negativ. Ein erhöhter Quecksilberwert ist immer pathologisch.
Daunderer selbst beschreibt, daß er niemals einen erhöhten Quecksilberwert gefunden hat, wenn die Patienten kein Amalgam haben bzw. hatten, außer natürlich bei andersweitiger Quecksilbervergiftung z.B. durch Belastung am Arbeitsplatz.

Vorgehen bei nachgewiesener
Quecksilberintoxikation
Die Amalgamfüllungen müssen unter Kofferdam und ohne schnelle Turbine entfernt werden. Es sollten für etwa ein Jahr Provisorien eingelegt werden, danach kann die endgültige Versorgung, z.B. mit Gold, durchgeführt werden. Vier Wochen nach der Entfernung des Amalgams bzw. drei Monate nach der letzten Injektion sollte die Injektion von Unithiol® wiederholt werden, anschließend etwa alle drei Monate, bis sich sämtliche Schwermetallwerte im Urin normalisiert haben.
Nach der Amalgamentfernung sind die Werte meistens noch höher als die Ausgangswerte, anschließend kommt es zu einem allmählichen Abfall. Während der Schwangerschaft sollte die Entfernung unterlassen werden, da bei der Entfernung selbst eine massive Vergiftung auftreten kann.
Allzuhäufig sollte die DMPS-Injektion nicht durchgeführt werden, da gleichzeitig der Zinkspiegel gesenkt wird, was ungünstig ist, da Zink zur Infektabwehr und bei verschiedenen enzymatischen Prozessen notwendig ist. Außerdem ist Zink einer der natürlichen Gegenspieler zum Quecksilber. Ein weiterer Gegenspieler ist Selen, wobei wir heutzutage alle mehr oder weniger unter einem Selenmangel leiden. Früher befand sich ausreichend Selen im Brot, durch die Überdüngung ist dies heute leider nicht mehr so. Bei massiver Quecksilberintoxikation substituiere ich Selen in der Form von Natrium selenicum D3, 3 Tbl.tgl. auf einmal vor dem Frühstück. Im Gegensatz zu den sonstigen homöopathischen Mitteln ist hier die Dosierung entscheidend, es handelt sich nämlich um keine homöopathische Behandlung, sondern um eine Substitution.

Homöopathische Behandlung der
Quecksilberintoxikation
Es gibt verschiedene homöopathische Methoden, eine Quecksilberintoxikation zu behandeln. Allerdings haben die Methoden den Nachteil, daß die Elimination nicht konkret meßbar ist. Während bei DMPS die Ausscheidung innerhalb von Minuten erfolgt, dauert es bei homöopathischen Mitteln Tage

oder Wochen. Persönlich habe ich gute Erfahrungen mit Argentum nitricum D12 (2 x 1 Tbl.tgl.) gemacht. Im *Kent (17)* steht bei Quecksilbervergiftung Argentum metallicum. Andere Kollegen geben potenziertes Amalgam oder Mercurius solubilis in Hochpotenzen. Leider sind diese Methoden alle mehr oder weniger spekulativ.

Amalgamintoxikation – Amalgamallergie

Mit dem DMPS-Test nach *Daunderer* kann die Quecksilberintoxikation qualitativ bestimmt werden. Unabhängig davon besteht aber häufig auch eine Quecksilberallergie. Im Unterschied zur Intoxikation kann bereits bei geringen Werten bei sensiblen Patienten eine allergische Symptomatik entstehen. Diese äußert sich im wesentlichen mit den gleichen Symptomen wie bei der Intoxikation. Die Amalgamallergie kann durch einen Epikutantest nachgewiesen werden. Hierbei verwende ich glattgeschliffenes Amalgam, welches 48 Stunden auf den Rücken aufgeklebt wird, nach Entfernung wird nach 24 und 48 Stunden abgelesen. Nach eigenen Erfahrungen liegt bei 60 bis 70 % der vergifteten Patienten ebenfalls eine Amalgamallergie vor, es gibt allerdings auch gelegentlich eine Allergie ohne Intoxikation oder eine Intoxikation ohne Allergie. Auch bei einer Amalgamallergie ist natürlich die Entfernung von Amalgam erforderlich.

Störungen homöopathischer Medikamente durch Amalgam

Im Gegensatz zu den meisten Krankheiten , die wir homöopathisch behandeln, ist eine Amalgamvergiftung eine Kunstkrankheit und monokausal bedingt. Allerdings äußert sich nicht jede Amalgamintoxikation sofort in Symptomen, auch können Symptome der Amalgamintoxikation durch eine homöopathische Behandlung zum Verschwinden gebracht werden. Da allerdings durch eine Quecksilberintoxika-

tion langfristig mit schwer irreversiblen Organschäden zu rechnen ist, sollte auch bei einer erfolgreichen homöopathischen Behandlung ohne Amalgamentfernung diese noch angeschlossen werden.

Als homöopathischer Arzt denke ich immer wieder an eine Amalgamvergiftung, wenn auffallend häufig Mercurius solubilis oder Argentum nitricum hilft. Als HNO-Arzt sehe ich sehr häufig chronisch eiternde Mandelentzündungen, die sich auf Mercurius solubilis jeweils kurz bessern und dann wiederkommen. Hier kann durch eine Amalgamsanierung eine langfristige Besserung erreicht werden. Man muß sich vor Augen halten, daß bei der Amalgamherstellung eine Mischung von Metallen dauernd umgerührt wird, es findet also ein dem homöopathischen Potenzierungsprozeß ähnliches Verfahren statt. Insbesondere daher sind natürlich auch homöopathische Arzneimittelwirkungen möglich. Es handelt sich dabei sogar noch um eine Art Komplexmittel.

Ich habe inzwischen selbst etwa 1300 (Stand September 1991) DMPS-Testungen nach *Daunderer* durchgeführt. Allgemein ist mir dabei aufgefallen, daß Frauen mehr vergiftet sind als Männer, auch Kinder sind bereits sehr stark vergiftet. Leider bekommen Kinder häufig Amalgam mit dem Argument, daß die Milchzähne bald sowieso ausfallen. Dies ist eine völlige Fehleinschätzung, da Kinder wesentlich empfindlicher sind als Erwachsene und das Amalgam das Quecksilber in den jungen Menschen reichlich abgibt und so eine große Belastung hervorruft. Eine teratogene Wirkung des Amalgams ist möglich, allerdings nicht sicher bewiesen.

Ich habe allerdings einige Kinder mit gesteigerter Infektneigung, bei denen die Mütter massive Quecksilberwerte aufweisen (über 1000 µg/g Kreatinin im Urin).

Zum Stand der Diskussion der Schädigungen von Amalgam
In der Laienpresse wird relativ viel über die Schädlichkeit von Amalgam geschrieben, mal soll Amalgam sehr schädlich sein, mal völlig ungefährlich. Entscheidend ist jeweils die Herkunft der Information.

Der DMPS-Test nach *Daunderer* wird immer wieder als methodisch falsch zurückgewiesen, da man Quecksilber im 24-Stunden-Urin bestimmen müsse. Dies wäre in etwa so, als wenn die Polizei bei einem Betrunkenen 24 Stunden lang Blut abnehmen müßte und die Alkoholwerte mitteln würde. Es wird immer wieder behauptet, daß das Quecksilber nicht durch die Amalgamplomben, sondern durch die Nahrungsmittel komme. Dagegen spricht eindeutig, daß nach Amalgamsanierung die Quecksilberwerte drastisch zurückgehen und bei Nichtamalgamträgern keine pathologischen Werte zu finden sind. Die Diskussion über die Gefährlichkeit von Amalgam wird auch mit unlauteren Mitteln geführt. So berichtete laut *Daunderer* die Zahnärztekammer, daß sie zweimal je 1 Million DM für zwei Gutachten an Ordinarien gezahlt habe, in welchen die Ungefährlichkeit von Amalgam erneut festgelegt worden wäre. Die Qualität von Gutachten, die derart honoriert werden, sollte doch ernsthaft in Zweifel gezogen werden. Immer wieder zitiert wird *Schiele (25)*, Institut für Arbeits- und Sozialmedizin, Poliklinik für Berufskrankheiten, Erlangen, der auch in der Öffentlichkeit auf die angebliche Ungefährlichkeit von Amalgam hinweist. Er gibt zwar eine Belastung durch Quecksilber zu, hält allerdings die toxikologische Größenordnung für unbedeutend. Den Streit unter den Experten kann jeder nur für sich selbst entscheiden. Da das Problem sehr gravierend ist, empfehle ich dringend, die Literatur von *Daunderer (6, 7, 8)* zu lesen. Es ist immer wieder erstaunlich, welche Krankheiten plötzlich alle verschwinden, wenn Amalgam entfernt wurde. Dies beobachte ich sehr häufig in der Praxis, die Patienten ebenso. Eine theoretische Diskussion hilft also überhaupt nicht weiter.

Die zukünftige Verwendung von Amalgam ist äußerst gefährlich und nicht zu rechtfertigen. Persönlich bin ich überzeugt, daß ein Amalgamverbot nur noch eine Frage der Zeit ist.

Krebsnachbehandlung

Überraschenderweise kann eine homöopathische Behandlung selbst bei Karzinomerkrankungen noch deutliche Erleichterung bringen. Bei Patienten, die bestrahlt werden, treten normalerweise ausgeprägte Strahlenschäden im Hals auf. Diese können weitgehend vermieden werden durch die Verordnung von Radium bromatum D30 globuli (5 globuli tgl. vor dem Frühstück). Allerdings ist das Präparat in der Bundesrepublik Deutschland aufgrund einer Gesetzeslücke nicht erhältlich. Es wird zwar in Karlsruhe von der DHU hergestellt, darf aber nur im Einzelbezug über Österreich besorgt werden. Der Kauf in Österreich und die Einzeleinfuhr in die Bundesrepublik Deutschland ist legal. Ich persönlich handhabe dies so, daß ich von Österreichaufenthalten immer wieder eine größere Menge mitbringe und das Mittel dann in der Praxis an die Patienten direkt ausgebe. Ein weiteres wichtiges Mittel in der Krebsnachbehandlung ist Kreosotum, was vor allem bei metastasierenden Karzinomen hilft, die stark riechen. Die Geruchsbelästigung, unter der die Patienten im Endstadium und deren Umwelt sehr stark leiden, kann damit drastisch herabgesetzt werden. Kreosotum D4 Trituratio kann unter Umständen auch lokal angewandt werden. Ein weiteres Mittel im Endstadium von Karzinomerkrankungen ist Arsenicum album D12 (2 x 5 Tropfen tgl.) als Schwächemittel. Ansonsten führe ich bei Karzinomerkrankungen praktisch regelmäßig eine Behandlung mit Mistel-Injektionen (Iscador®) durch.

Narbenstörfelder

Häufig treten Krankheiten im HNO-Gebiet nach Verletzungen oder Operationen auf. In diesem Fall kommt unter Umständen eine gestörte Narbe in Betracht. Das einfachste Mittel, dies auszuprobieren, ist eine Umspritzung bzw. Unterspritzung der Narbe mit Procain. Gelegentlich zeigt sich danach eine sofortige Reaktion (sogenanntes Sekundenphänomen). Ansonsten kommt bei Narben eine Behandlung mit Conium D6, später in aufsteigenden Potenzen, in Betracht, auch eine Behandlung mit Conium-Salbe ist möglich. Ein weiteres Narbenmittel, insbesondere bei den Tonsillennarben, ist Calcium fluoratum D4 (3 x 1 Tbl.tgl.), später aufsteigende Potenzen. *(11)*
Grundsätzlich ist es bei einer homöopathischen Behandlung empfehlenswert, sich auch mit den Grundzügen der Neuraltherapie auseinanderzusetzen, da diese Methode gut mit der Homöopathie kombiniert werden kann.

Kollaps

Es kommt immer wieder mal vor, daß bei einer HNO-ärztlichen Untersuchung ein Patient kurzfristig kollabiert. Meistens ist dies dadurch gekennzeichnet, daß der Patient plötzlich blaß wird, verstummt, es tritt kalter Schweiß auf die Stirn, danach verliert der Patient das Bewußtsein. Wird diese Situation rasch erkannt, gebe ich sofort Veratrum album D3 (5 Tropfen auf die Zunge). Rechtzeitig gegeben, kann der Kollaps noch verhindert werden, ansonsten wacht der Patient schnell wieder auf. Gerade in einer vollen Praxis

wird dadurch enorm Zeit eingespart, da die Hochlagerung der Füße und das Öffnen der Fenster meistens nicht mehr notwendig sind.

Impffolgen

Leider wird zum Teil völlig kritiklos eine Impfung propagiert, häufig von den Ärzte- und Standesorganisationen, auch von den kassenärztlichen Vereinigungen und den Krankenkassen sowie den Gesundheitsämtern. Impfschäden, auch tödliche, sind zwar wissenschaftlich anerkannt, werden aber doch eher dabei in den Hintergrund gedrängt. Man sollte sich immer vor Augen halten, daß zur Entwicklung des Menschen gewisse Krankheiten gehören, diese sollten durchlebt und nicht unterdrückt werden. Auch sollten die nötigen Krankheiten nicht durch eine Kunstkrankheit ersetzt werden. Der Gedanke, durch eine Reihenimpfung eine Krankheit auszurotten, ist ohnehin fast absurd. Dies ist bis jetzt lediglich bei den Pocken gelungen, wird aber bei einer freiwilligen Impfung wohl kaum möglich sein.
Bei verschiedenen Kinderkrankheiten wird immer wieder auf die Komplikationen durch die Krankheit selbst hingewiesen.
Dabei muß allerdings beachtet werden, daß diese Komplikationen häufig iatrogen und durch eine »symptomatische Behandlung« resultieren. Gibt man, wie leider häufig üblich, bei Masern reichlich Antipyretika und Antibiotika, wird die Krankheit unterdrückt und kann zu solchen Komplikationen führen.
Durch die Impfungen werden die Krankheiten häufig ins Erwachsenenalter verlegt. Masern von Erwachsenen waren früher kein Problem, treten aber heute schon vereinzelt auf.
Bei vielen Impfungen muß bedacht werden, daß die Krankheiten extrem

selten sind und unter heutigen hygienischen Bedingungen praktisch keine Rolle spielen.

Konkret empfehle ich die Tetanusimpfung in jedem Falle, da Wundstarrkrampf sehr häufig tödlich endet. Außerdem erachte ich die Impfung gegen Poliomyelitis für nötig, da die Impfung als sehr sicher und relativ ungefährlich gilt und erneute Poliomyelitisepidemien unterbunden werden müssen.

Die Impfung gegen Diphtherie halte ich für überflüssig, da Diphtherieerkrankungen extrem selten auftreten und die Impfung andererseits nicht ungefährlich ist. Auch bei Keuchhusten sind die Impfgefahren relativ groß, die homöopathische Behandlung des Keuchhustens ist dagegen sehr wirksam.

Eine Impfung gegen Röteln ist nur bei Mädchen kurz vor dem gebärfähigen Alter sinnvoll, wenn sie noch keine Röteln hatten. Ansonsten sind Röteln eine völlig harmlose Erkrankung.

Eine Impfung gegen Masern sollte unterbleiben. Die Masernerkrankung ist nach Aussagen von vielen mir bekannten homöopathischen Kollegen sehr gut homöopathisch zu behandeln.

Ich selbst habe als Hals-Nasen-Ohrenarzt naturgemäß nur eine geringe Erfahrung mit Masern. Die Masern-Patienten, die ich selbst mit Pulsatilla behandelt habe, wurden erstaunlich schnell wieder gesund. Ähnliches gilt für Mumps, auch hier kann die Krankheit gut homöopathisch therapiert werden.

Die Impfung gegen die Frühsommer-Meningo-Enzephalitis (FSME) ist ebenfalls reichlich übertrieben. Die Erkrankungen treten wesentlich seltener mit Komplikationen auf als dies von der Bevölkerung angenommen wird. Da parenteral Eiweiß zugeführt wird, kann die Impfung wieder zu Allergien führen.

Pro Jahr werden etwa 60–120 Erkrankungen an FSME in der Bundesrepublik Deutschland gemeldet. Die Letalität liegt bei einer Beteiligung des Nervensystems bei 1 %. Es ist also pro Jahr statistisch weniger als ein Todesfall durch FSME zu erwarten *(24)*. Dies rechtfertigt sicherlich keine Massenimpfungen. Es sollten lediglich Forstarbeiter geimpft werden.

Wegen der neuen Impfung gegen Hämophilus influenza kann ich noch keine Argumente vorbringen. Die Impfung ist zu neu. Hier muß noch abgewartet werden.

Das homöopathische Mittel zur Behandlung von Impffolgen ist Thuja. Meistens verordne ich einmalig Thuja D30, alternativ kommt Silicea D30 in Frage. Gelegentlich kann auch die entsprechende Nosode (Keuchhusten – Pertussinum, Masern – Morbilinum, Tuberkulose – BCG-Nosode, FSME – FSME-Nosode) verwendet werden.

Behandlungs-
tabellen:
Bewährte
Indikationen

Diagnose	Modalität	Homöopathische Behandlung
Otitis externa	nach einem Freibadbesuch (durch Nässe)	Dulcamara D6 Tabletten
	nässende, krustige Ausschläge in der Umgebung der natürlichen Körperöffnungen, Rhagaden	Graphites D6 Tabletten
	Brennen der Schleimhäute »Schmerzmittel«	Capsicum D6 Tabletten
	stark fötide Sekretion (z.B. Pseudomonas)	Tellurium D12 Dilution
	stark fötide Sekretion, Rhagaden	Kreosotum D4 Tabletten
	Ausbreitung der Entzündung von links nach rechts	Lachesis D12 Dilution oder Globuli
	Ausbreitung der Entzündung von rechts nach links	Lycopodium D6 Tabletten
	Lokalbehandlung feuchter Ekzeme	Calendula Urtinktur
	Lokalbehandlung bei fötider Sekretion	Kreosotum D4 Dilution
	Lokalbehandlung trockener Ekzeme	Echinacea-Salbe
Otitis media acuta	als Erstmedikation, dann	Aconit D30 Globuli
	bei Schmerzen, die in Art, Intensität und Sitz wechseln, was bei vielen kindlichen, akuten Mittelohrentzündungen zutrifft.	Pulsatilla D2 Globuli
	als »Schmerzmittel«	Capsicum D6 Tabletten
	bei brennenden, stechenden Schmerzen, die durch Kälte besser werden.	Apis D6 Globuli oder Dilution
	Mittelohrentzündung nach langem Schnupfen, durch Kälte werden die Schmerzen schlimmer.	Kalium bichromicum D4 Tabletten
	geringes Fieber, leichte Ohrenschmerzen	Ferrum phosphoricum D6 Tabletten
	Otitis media nach Schwimmbadbesuch	Dulcamara D6 Tabletten
	Trommelfellperforation und Eiter, der nicht stinkt	Silicea D6 Tabletten
	Trommelfellperforation und Eiter, der stinkt	Tellurium D12 Dilution
	Otitis media, die zuerst rechts auftritt, dann links	Lycopodium D6 Tabletten
	Otitis media, die zuerst links auftritt, dann rechts	Lachesis D12 Dilution oder Globuli
	ggf. zusätzlich bei Erwachsenen	Dreierspritze (Echinacea D4, Lachesis D12, Pyrogenium C30).

Diagnose	Modalität	Homöopathische Behandlung
Otitis media chronica	reizloser Trommelfelldefekt oder eitrige, nicht übelriechende Sekretion	Silicea D6 Tabletten
	nach Trauma	Arnica D2 - D30 Tabletten
	eitrige und übelriechende Sekretion	Tellurium D12 Dilution
	zur lokalen Behandlung, wenn das Ohr läuft	Calendula Urtinktur
	übelriechende Sekretion, Rhagaden	Kreosotum D4 Tabletten
	Lokalbehandlung bei übelriechender Sekretion	Kreosotum D4 Dilution
	Granulationen an der Trommelfellperforation	Acidum nitricum D6 Dilution
	Gehörgangspolyp	Thuja D3 Tabletten
	Zwischengaben	Tuberkulinum D200 Globuli Medorrhinum D200 Globuli Luesinum D200 Globuli
Sero- und Mukotympanon	nach einer Otitis media acuta (Ergüsse in den serösen Häuten)	Apis D6 Globuli
	bei länger andauernden Ergüssen (2 Monate)	Kalium muriaticum D4 Tabletten
	bei noch länger andauerndem Erguß (ab 4 Monate)	Mater perlarum D4 Tabletten
Ohrensausen	Ohrensausen und Hörstörung nach Trauma	Arnica D2-D30 Tabletten
	plötzlicher Beginn des Ohrensausens	Aconit D30 Globuli
	Ohrensausen rechts	Lycopodium D6 Tabletten
	Ohrensausen links	Lachesis D12 Dilution
	klopfender Tinnitus	Petroleum D6 Dilution
	objektivierbarer Tinnitus	Tarantula hispanica D12 Tabletten
	bienenartiger Tinnitus	Apis D6 Dilution
	Tinnitus mit Sensibilitätsstörungen	Secale cornutum D4 Tabletten
	maschinenartiger Tinnitus	Hydrastis D12 Tabletten
	Ohrensausen schlimmer durch Lärmbelastung	Asarum D6 Tabletten Theridion D12 Tabletten
	allgemein	durchblutungsfördernde Medikamente (Tebonin®, HAES)

Diagnose	Modalität	Homöopathische Behandlung
Schwindel	Morbus *Ménière*	Cocculus D6 Tabletten
	Ménière-Anfall	Tabacum D12 Dilution
	benigner paroxysmaler Lagerungsnystagmus	Conium D6 Tabletten
	Schwindel mit Einschlafstörungen	Ambra D6 Tabletten
	Höhenschwindel	Argentum nitricum D12 Tabletten
	Kreislaufschwindel	Veratrum album D3 Dilution
	HWS bedingter Schwindel	Gelsemium D12 Tabletten
	Sinugener Schwindel	Silicea D6 Tabletten
	allgemein	durchblutungsfördernde Medikamente (Tebonin®, HAES)
verschiedene Arten von Schnupfen	Banale Rhinitis	Luffa D6 Tabletten
	Akute Rhinitis von Säuglingen	Sambucus nigra D2 Globuli
	Angeborener Schnupfen	Luesinum D200 Globuli
	Akute Rhinitis, friert leicht, aber im Freien Schnupfen besser	Nux vomica D12 Tabletten
	Häufiger Niesreiz, als ob man Zwiebeln schneidet	Allium cepa D6 Tabletten
	Wundmachendes Sekret	Arsenicum album D12 Dilution
	Grüne Nasensekretion, besonders nach Impfungen	Thuja D3 Tabletten
	Gelbes, fadenziehendes Sekret	Kalium bichromicum D4 Tabletten
	Ozäna	Kalium bichromicum D4 Tabletten und Hydrastis D3 Tabletten im Wechsel
	Rhinitis sicca	Luffa D6 Tabletten oder eine Nasensalbe
	Risse am Naseneingang	Acidum nitricum D6 Dilution
	Einseitige übelriechende Sekretion	Hepar sulfuris D6 Tabletten
Sinusitis	Eitrige Kieferhöhlenentzündung	Aconit D30 Globuli, dazu Cinnabaris D3 Tabletten oder Kalium bichromicum D4 Tabletten, zusätzlich Sinupret® und Kamilleinhalationen
	Akute Stirnhöhlenentzündung	einmalig Natrium muriaticum D200 Globuli, ansonsten wie eitrige Kieferhöhlenentzündung
	Chronische Kieferhöhlenentzündung	Mischung aus Kalium bichromicum D12, Sulfur iodatum D6, Allium cepa D4 und Luffa D12
	Zur Resorption und Erholung	Sulfur iodatum D12

▷ *Fortsetzung Seite 109*

Diagnose	Modalität	Homöopathische Behandlung
▷ *Sinusitis*	Übelriechende, einseitige Nasensekretion	Hepar sulfuris D6 Tabletten
	Chronische Eiterung	Silicea D6 Tabletten
	Magenschmerzen, Platzangst	Argentum nitricum D12 Dilution
	Rhinosinusitis polyposa	Nasensalbe und Kamille-Inhalationen
Nasenbluten	Akutes Nasenbluten	Phosphor D200 i.v.
	Nachbehandlung	Nasensalben
	Rez. Nasenbluten bei Jugendlichen	Cactus D6 Tabletten
	Hellrote Blutung bei Kindern	Erigeron canadensis D6 Tabletten
	Kopfschmerzen, besser durch Nasenbluten	Melilotus officinalis D6 Tabletten
	Varizen am Locus Kiesselbachii	Hamamelis D3 Tabletten

adenoide Vegetationen

Ggf. zuvor mit Nux vomica D200 Globuli und Okoubaka D3 Globuli behandeln, falls eine antibiotische Behandlung vorausgegangen ist.

	Anfangsmittel	Tuberkulinum D200 Globuli
	ggf. Zwischenmittel	Medorrhinum D200 Globuli
		Luesinum D200 Globuli
	Adenoide Vegetationen ohne chronische Tonsillitis	Barium iodatum D3 Tabletten, Potenzen steigern
	Adenoide Vegetationen mit chronischer Tonsillitis	*Siehe Seite 110*

akute Anginen	Erstmittel	Aconit D30 Globuli
	Tonsillen hochrot, kaum eitrig	Belladonna D30 Globuli
	Tonsillen eitrig belegt	Mercurius solubilis D12 Tabletten
	Tonsillen dunkelrot	Phytolacca D6 Tabletten
	Rechtsseitige Angina	Apis D3 Dilution
	Linksseitige Angina	Lachesis D12 Dilution
	Herpangina	Kalium bichromicum D4 Tabletten
	Monozyten-Angina	Kalium iodatum D3 Dilution
	septische Angina	Dreierspritze i.v. (Echinacea D4, Lachesis D12, Pyrogenium C30)
	Angina zieht von rechts nach links	Lycopodium D6 Tabletten
	Angina zieht von links nach rechts	Lachesis D12 Dilution
	Angina mit weißlichen Stippchen	Hepar sulfuris D6 Tabletten

Diagnose	Modalität	Homöopathische Behandlung

chronische Tonsillitis

Ggf. muß nach einer antibiotischen Behandlung zunächst mit Nux vomica D200 Globuli und Okoubaka D3 Globuli behandelt werden.

	Chronische Tonsillitis, helle Kinder	Calcium bromatum D3 Tabletten, Potenzen steigern
	Chronische Tonsillitis, dunkle Kinder	Calcium iodatum D3 Tabletten, Potenzen steigern
	Zwischenmittel	Luesinum D200 Globuli Tuberkulinum D200 Globuli Medorrhinum D200 Globuli
	Chronisch eiternde Mandeln, Erwachsene	Silicea D6 Tabletten, Mercurius solubilis D12 Tabletten, Mercurius bijodatus D12 Tabletten, jeweils Potenzen steigern
Pharyngitis	Rachenhinterwand hochrot	Belladonna D6 Dilution
	Schleimhaut blaß, ödematös	Apis D6 Dilution
	Varizen der Rachenhinterwand	Hamamelis D3 Tabletten
	Schmerzen bei normalem Schleimhautbefund	Wyethia D6 Tabletten
	lymphatische Plaques der Rachenhinterwand	Mercurius solubilis D12 Tabletten
Heiserkeit und Kehlkopf-entzündungen	Heiserkeit morgens	Causticum D6 Tabletten
	Heiserkeit abends	Phosphor D12 Dilution
	akute Laryngitis, Stimmbänder hochrot	Aconit D30 Globuli, dann Belladonna D6 Dilution
	akute Laryngitis, Stimmbänder blaß, verdickt	Aconit D30 Globuli, dann Apis D6 Dilution
	chronische Laryngitis	Apis D6 Dilution, Sulfur D6 Tabletten
gutartige Kehl-kopftumore	Stimmbandzysten	Apis D6 Dilution
	Stimmbandpolypen	Acidum nitricum D6 Dilution Argentum nitricum D12 Tabletten Thuja D6 Tabletten
	Stimmbandpapillome	Thuja D3 Tabletten
	Stimmbandgranulome	Tuberkulinum D200 Globuli Dulcamara D30 Tabletten Arnica D6 Tabletten
	Stimmbandknötchen	Acidum nitricum D6 Dilution Argentum nitricum D12 Tabletten
	Reinke-Ödem der Stimmlippen	Apis D6 Dilution

Diagnose	Modalität	Homöopathische Behandlung
Dysphonien	Hyperfunktionelle Dysphonie	Konstitutionsmittel, Arsenicum album D12 Dilution, Kalium arsenicosum D12 Tabletten
	Hypofunktionelle Dysphonie	Hyoscyamus niger D6 Tabletten
	Funktionelle Aphonie	Phosphor D12 Dilution
	Kloßgefühl ohne Befund	Ignatia D200 Globuli, Platin D200 Globuli
	Rekurrensparese	Causticum D6 Tabletten
Pseudokrupp	Erstmittel	Aconit D30 Globuli
	vor 3 Uhr	Spongia D6 Globuli, alle 2 Minuten 5 Globuli
	nach 3 Uhr	Hepar sulfuris D6 Globuli, alle 2 Minuten 5 Globuli
Halslymph-knoten-schwellung	unspezifisch	Kalium bromatum D6 Tabletten Mercurius solubilis D12 Tabletten
	von rechts nach links	Lycopodium D6 Tabletten
	von links nach rechts	Lachesis D12 Dilution
	Toxoplasmose	Natrium muriaticum D200 Globuli Umckaloabo-Urtinktur
Speichel-drüsener-krankungen	allgemeine Erkankungen, Steinbildungen	Mercurius solubilis D12 Tabletten
	Mumps-Parotitis	Plumbum D12 Tabletten
	Aktinomykose	Kalium jodatum D3 Dilution
	harte Drüsenschwellungen	Conium D6 Tabletten

Diagnose	Modalität	Homöopathische Behandlung
Hauterkran-kungen im Kopf-Hals-bereich	Lokalbehandlung	Cardiospermum-Salbe
	Erysipel Herpes zoster Periorale Dermatitis	Belladonna D30 Globuli Daphne mezereum D6 Dilution Antimonium crudum D6 Tabletten
	Acne vulgaris	Anacardium D4 Tabletten, Okoubaka D3 Dilution, sehr viele Mittel
	Nackenekzem	Natrium muriaticum D200 Globuli, Lycopodium D200 Globuli
	gelb-bräunliche Flecken im Gesicht	Sepia D12 Tabletten
	endogenes Ekzem	Okoubaka D3 Globuli, Konstitutions-mittel, Calcium carbonicum, Barium carbonicum, Natrium muriaticum, Lycopodium, Lachesis, Sulfur, Arsenicum album, Acidum nitricum, Acidum carbolicum, Mercurius solu-bilis, Kreosotum, Pulsatilla.
Heuschnupfen	vor erwarteter Symptomatik	Acidum formicicum D200 i.v.
	Augensymptomatik	Euphrasia D2 Tabletten
	starker Niesreiz	Allium cepa D6 Tabletten
	starker Juckreiz im Hals	Wyethia D6 Tabletten
	starker Juckreiz im Hals, in Augen und in der Nase	Histaminchlorid D12 Tabletten
	Heuhusten	Ipecacuanha D1 Dilution, Kalium phosphoricum D6 Tabletten
	Heuasthma	Jodum D12 Tabletten
	allgemein	Galphimia glauca D4 Dilution
sonstige Allergien		
Hausstaub-milben-Allergie		Kalium arsenicosum D12 Tabletten Sabadilla D30 Tabletten Tuberkulinum D200 Globuli Sulfur D200 Globuli Lachesis M VI Globuli
Nickelallergie		Arsenicum jodatum D12 Tabletten
Nahrungsmit-telallergie		Okoubaka D3 Dilution oder Globuli in aufsteigenden Potenzen
Milchallergie		Aethusa cynapium D4 Tabletten in aufsteigenden Potenzen

Diagnose	Modalität	Homöopathische Behandlung
Husten	am Beginn	Aconit D30 Globuli
	2. Mittel	Belladonna D30 Globuli
	stechende Brustschmerzen, viel Durst	Bryonia D3 Dilution
	stechende Brustschmerzen, wenig Durst	Rumex crispus D6 Tabletten
	erstickender Husten, Nasenbluten	Drosera D6 Tabletten
	nächtlicher Husten, Atemnot, reine Zunge	Ipecacuanha D1 Dilution oder D4 Globuli
	Husten schlechter beim Hinlegen	Hyoscyamus niger D6 Tabletten
	wenig Auswurf, Heiserkeit	Spongia D6 Dilution
	starker Nachtschweiß	Bromum D6 Dilution
	Husten nach Durchnässung	Dulcamara D6 Tabletten
	Husten mit Erbrechen, Rasselgeräusch	Tartarus emeticus D4 Globuli
	Bellender Husten, wenig Auswurf	Cuprum metallicum D12 Globuli
	Husten mit Brechreiz bei Lagewechsel im Bett	Kreosotum D4 Tabletten
	Resorptionsmittel bei lang andauerndem Husten	Kalium jodatum D3 Dilution, Hepar sulfuris D6 Tabletten

(liegt eine Sinusitis oder Allergie vor, müssen die dort aufgezeigten Grundsätze beachtet werden).

Literatur

1. *Abel, J., Brockhaus, A., Ewers, U., Gleich-mann, E.:* Quecksilberexposition und ihre Folgen. Deutsches Ärzteblatt 87 (1990) 3645
2. *Bayr, G.:* Hahnemanns Selbstversuch mit der Chinarinde im Jahre 1790. Haug, Heidelberg 1989
3. *Beuchelt, H.:* Konstitutions- und Reaktionstypen in der Medizin mit Berücksichtigung ihrer therapeutischen Auswertbarkeit in Wort und Bild. Haug, Heidelberg 1983
4. *Boenninghaus, H.-G.:* Hals-Nasen-Ohren-heilkunde, 8. Aufl. Springer, Heidelberg, 1990
5. *Charrette, G.:* Homöopathische Arzneimittellehre für die Praxis. Hippokrates, Stuttgart 1991
6. *Daunderer, M.:* Amalgamfüllungen – ein Kunstfehler. Biol. Med. 18 (1989) 587
7. *Daunderer, M.:* Amalgam. Klinisch-toxiko-logische Stoffmonographien. 46. Ergänzungslieferung 9/89. Ecomed, Landsberg/Lech
8. *Daunderer, M.:* Handbuch der Umweltgifte. Klinische Umwelttoxikologie für die Praxis. Ecomed, Landsberg/Lech 1990
9. *Dorcsi, M.:* Homöopathie, Bd. 1–5. Haug, Heidelberg (mehrere Jahre)
10. *Flade, S.:* Diät für Allergiker. Selbstverlag, München 1988
11. *Friese, K.-H.:* Kopfschmerzen in der HNO-Praxis. AHZ 235 (1990) 179
12. *Friese, K.-H.:* Amalgam und Homöopathie. Ärztezeitschr. f. Naturheilverf. 32 (1991) 245
13. *Grimm, A.:* Causticum – Ätzstoff oder Phantasieprodukt? Zeitschr. f. Klassische Homöopathie 33 (1989) 47
14. *Hahnemann, S.:* Organon der Heilkunst. 6. Aufl. Neuausgabe Haug, Heidelberg 1989
15. *Hamann, K.-F.:* Training gegen Schwindel. Springer, Heidelberg 1987
16. *Imhäuser, H.:* Behandlung mit potenziertem Eigenblut. AHZ 233 (1988) 133
17. Kent's Repertorium der homöopathischen Arzneimittel, Bde. I–III. Haug, Heidelberg 1991
18. *Köhler, G.:* Lehrbuch der Homöopathie, Bd. I. Hippokrates, Stuttgart 1985
19. *Köhler, G.:* Lehrbuch der Homöopathie, Bd. II. Hippokrates, Stuttgart 1986
20. *König, P.:* Aggressiv unruhiges Kind – Tarantula hispanica. AHZ 236 (1991) 58
21. *Mezger, J.:* Gesichtete Homöopathische Arzneimittellehre. Haug, Heidelberg 1991
22. *Miehlke, A., Arold, R., Chilla, R., Evers, K., Haubrich, J., Schätzle, W.:* Arbeitsbuch HNO. Urban und Schwarzenberg, München 1980
23. *Quilisch, W.:* Die Homöopathische Praxis. Hippokrates, Stuttgart 1985
24. *Roggendorf, M., Neumann-Haebelin, D., Ackermann, R.:* Prophylaxe der Frühsommer-Meningoenzephalitis. Deutsches Ärzteblatt 86 (1989) 1992
25. *Schiele, R., Kröncke, A.:* Quecksilbermobilisation durch DMPS bei Personen mit und ohne Amalgamfüllungen. Zahnärztliche Mitteilungen 17 (1989) 1866
26. *Schlüren, E.* Homöopathie in Frauenheilkunde und Geburtshilfe. Haug, Heidelberg 1989
27. *Voegeli, A.:* Homöopathische Therapie der Kinderkrankheiten. Haug, Heidelberg 1986
28. *Weber, K.:* Neuraltherapie. Johannes Sonntag, Regensburg 1989
29. *Weiß, R. F.:* Lehrbuch der Phytotherapie. Hippokrates, Stuttgart 1991
30. *Wiesenauer, M.:* Praxis der Homöopathie. Hippokrates, Stuttgart 1985
31. *Zimmermann, W.:* Homöopathie der Hautkrankheiten. Johannes Sonntag, Regensburg 1987

Sachverzeichnis

Hippokrates

Lehrbuch der Homöopathie
von G. Köhler

Band I: Grundlagen und Anwendung

5., durchgesehene und überarbeitete Auflage, 1988, 240 Seiten,
3 Abbildungen, 13 Tabellen, 15,5 × 23 cm, gebunden DM 72,–.
ISBN 3-7773-0872-2

Der Band begleitet den Teilnehmer des Grundkurses Homöopathie
zum Erwerb der gleichlautenden Zusatzbezeichnung für Ärzte. Ver-
ständnisfragen werden hier schlüssig beantwortet.

Band II: Praktische Hinweise zur Arzneiwahl

2., neubearbeitete und erweitere Auflage 1991, 456 Seiten,
zahlreiche Tabellen, 15,5 × 23 cm, gebunden DM 108,–.
ISBN 3-7773-1016-6

Ein Buch, das wie kaum ein anderes mit den Unsicherheiten seines Le-
sers umgeht: „Lernen durch Lesen, Hören und Tun", empfiehlt der Autor. Die Hinweise zur Arzneiwahl sind didaktisch immer mit dem Rück-
blick auf das Arzneimittelbild verbunden. Übersichtstabellen dienen einer raschen ersten Orientierung, vertiefende Lektüre in den Repertorien ist über gezielte Verweise rasch möglich. Die zweite Auflage wurde
optisch neu gestaltet und um gynäkologische und geburtshilfliche sowie
geriatrische Indikationen erweitert.

Preisänderungen vorbehalten

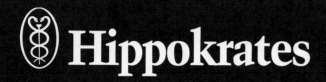

Arzneimittelbild und Persönlichkeitsporträt

Konstitutionsmittel in der Homöopathie

von W. Gawlik

1990, 272 Seiten, 1 Abbildung, 1 Tabelle,
15,5 × 23 cm, kartoniert DM 82,–
ISBN 3-7773-0947-8

Tierische Stoffe, pflanzliche Stoffe, Mineralien und Metalle stellen die Arzneimittel, die in der Homöopathie als Konstitutionsmittel eingesetzt werden. Die Arzneimittelbilder werden in den Persönlichkeitsporträts lebendig. Der Autor schildert sie einprägsam und nennt die Schlüsselsymptome und Modalitäten. Er erzielt damit einen hohen Wiedererkennungswert in der Beurteilung des Patienten.

Preisänderungen vorbehalten